MINISTÈRE DU COMMERCE ET DE L'INDUSTRIE

COMITÉ INTERMINISTÉRIEL
des Plantes Médicinales et des Plantes à Essences

OFFICE NATIONAL
des Matières Premières végétales pour la Droguerie
et la Parfumerie

12, Avenue du Maine, PARIS (XVe)

COMPTE-RENDU DU TROISIÈME CONGRÈS NATIONAL

DE LA

CULTURE DES PLANTES MÉDICINALES

(Lille, 17-21 Juillet 1923)

PAR MM.

G. BLAQUE,
SECRÉTAIRE GÉNÉRAL DE L'OFFICE NATIONAL
DES MATIÈRES PREMIÈRES
POUR LA DROGUERIE ET LA PARFUMERIE

F. MORVILLEZ,
PROFESSEUR AGRÉGÉ A LA FACULTÉ
DE MÉDECINE ET DE PHARMACIE
DE LILLE

Suivi de **Notes sur la Culture de quelques Plantes médicinales dans la région du Nord**

PAR

M. Cl. ABRIAL,
CONSERVATEUR DES COLLECTIONS DE MATIÈRE MÉDICALE
A LA FACULTÉ DE MÉDECINE DE LYON,
SECRÉTAIRE GÉNÉRAL DU COMITÉ RÉGIONAL LYONNAIS DES PLANTES MÉDICINALES.

Prix : 10 francs

LONS-LE-SAUNIER
Imprimerie L. DECLUME
1923

COMITÉ INTERMINISTÉRIEL DES PLANTES MÉDICINALES

constitué auprès du Ministère du Commerce par décrets des 3 et 20 Avril 1918

Présidents d'honneur.

MM.

GUIGNARD, Ancien Président de l'Ac. des Sciences, Directeur honoraire de la Fac. de Pharmacie.

COSTANTIN, de l'Ac. des Sciences, Prof. au Muséum.

TISSERAND, de l'Ac. des Sciences, Directeur honoraire au Ministère de l'Agriculture.

PASCALIS, ancien président de la Chambre de Commerce de Paris.

Président.

M. PERROT (Em.), Prof. à la Fac. de Pharmacie de Paris.

Vice-Présidents.

MM.

BERTRAND (G.), Prof. à la Fac. des Sc., Chef de Service à l'Institut Pasteur.

MICHEL, Président du Syndicat général de la Droguerie française.

Secrétaire général.

M. ELBEL, Agrégé de l'Université, Sous-Directeur au Ministère du Commerce.

Délégué à la Statistique et à la Propagande.

M. Eug. PROTHIÈRE

Membres.

MM.

ACHALME, Dir. du Labor. Colonial au Muséum.

ALLARD, Droguiste, Importateur.

ARNOULD, Conservateur des Eaux et Forêts.

BAUBE, Prés. du Synd. des Huiles essentielles.

Le Prince Roland BONAPARTE, de l'Ac. des Sc., Prés. de la Soc. de Géographie.

BOULANGER (Emile), Fabricant de produits pharmaceutiques, cultivateur de Plantes Médicinales.

BUCHET, Dir. de la Pharmacie centrale de France.

CAPUS, Délégué du Gouvernement Général de l'Indo-Chine à l'Office Colonial.

CHARABOT, Inspect. de l'Enseignement technique au Ministère du Commerce.

CHARLES, Droguiste, à Nantes.

CHEVALIER, Ancien Chef du Labor. de pharmacologie à la Fac. de Méd. de Paris.

DARRASSE (André), Président d'honneur du Syndicat de la Parfumerie française.

MM.

DARRASSE (Léon), Droguiste, à Paris.

FERMÉ, Droguiste importateur, à Paris.

GALLOIS, Directeur des Etablissements Adrian et Cie.

LATHAM (Charles), Importateur, au Havre.

LESAGE, Directeur au Ministère de l'Agriculture.

LHÔPITAL, Inspecteur d'Académie, Représentant le Ministre de l'Instruct. publique.

MARTIN (H.), Ancien Président de l'Association générale des Syndicats pharmaceutiques.

POHER, Directeur des Services Commerciaux à la Compagnie d'Orléans.

DE POUMEYROL, Herboristerie en gros, à Lyon.

PROTHIÈRE, Pharmacien, Président de la Société des Sciences naturelles de Tarare.

PRUDHOMME, Directeur du Jardin Colonial de Nogent-sur-Marne.

RAYBAUD, Inspecteur principal adjoint de la Compagnie P.-L.-M.

RIPERT, Droguiste, à Marseille.

ROCHÉ, Représentant le Synd. des Produits Chimiques, Directeur des Etablissements Poulenc frères.

ROTHÉA, Pharmacien principal de l'Armée.

ROUX, Directeur des Services scientifiques au Ministère de l'Agriculture.

J. DE VILMORIN, Représentant le Synd. des Marchands de grains et de graines de semence.

Adjoints permanents au Comité à titre consultatif.

MM.

BOIS (D.), Prof. au Muséum.

CARON, Secr. Gén. de la Soc. Nat. des Conférences populaires.

GORIS, Prof. agrégé à la Fac. de Pharmacie.

GUÉRIN (P.), Prof. à l'Institut agronomique.

MEUNISSIER, Etablissements Vilmorin.

FERRAUD, Pharmacien-Principal des Troupes Coloniales.

FRON, Prof. à l'Institut agronomique

THIRIET, Droguiste, Docteur en Pharmacie, à Nancy.

FAUCHÈRE, Directeur d'Agriculture, aux Colonies.

CHEVALIER (Auguste), Chef de la Mission permanente d'Agriculture Coloniale au Ministère des Colonies.

LAURIER, 109, Avenue Victor-Hugo, à Paris.

OFFICE NATIONAL DES MATIÈRES PREMIÈRES

pour la Droguerie, la Pharmacie, la Distillerie et la Parfumerie.

(Organe d'exécution du Comité interministériel des Plantes Médicinales et à Essences).

Conseil d'administration.

Président.......... M. Alphonse MICHEL.

Vice-Présidents.... M. BUCHET;

— M. André DARRASSE.

Secrétaire général. M. ELBEL.

Trésorier .... M. PELLIOT.

Membres : MM. BAUBE (Emile), BOULANGER, BOINOT, CHARABOT, Dr CHEVALIER, DARRASSE (L.), FERMÉ, DE POUMEYROL, REGNAULT, RIPERT, ROCHÉ, ROQUES.

Direction.

Directeur.......... M. le Prof. Em. PERROT.

Secrétaire général. M. BLAQUE (G.), Docteur en Pharmacie, Licencié ès-Sciences.

COMPTE-RENDU DU TROISIÈME CONGRÈS NATIONAL

DE LA

CULTURE DES PLANTES MEDICINALES

(Lille, 17-21 Juillet 1925)

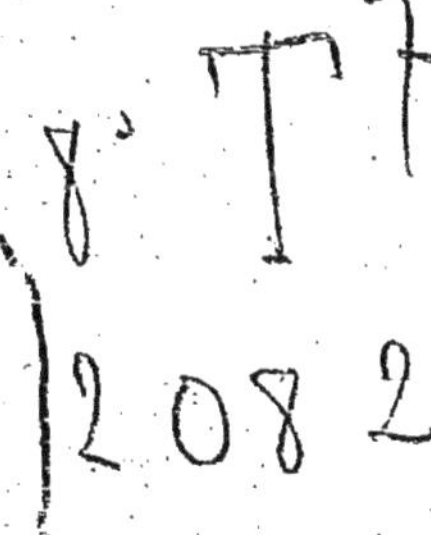

MINISTÈRE DU COMMERCE ET DE L'INDUSTRIE

DÉCEMBRE 1923.

COMITÉ INTERMINISTÉRIEL
des Plantes Médicinales et des Plantes à Essences

OFFICE NATIONAL
des Matières Premières végétales pour la Droguerie et la Parfumerie

12, Avenue du Maine, PARIS (XVe)

COMPTE-RENDU DU TROISIÈME CONGRÈS NATIONAL

DE LA

CULTURE DES PLANTES MÉDICINALES

(Lille, 17-21 Juillet 1923)

PAR MM.

G. BLAQUE,
SECRÉTAIRE GÉNÉRAL DE L'OFFICE NATIONAL DES MATIÈRES PREMIÈRES POUR LA DROGUERIE ET LA PARFUMERIE

F. MORVILLEZ,
PROFESSEUR AGRÉGÉ A LA FACULTÉ DE MÉDECINE ET DE PHARMACIE DE LILLE

Suivi de **Notes sur la Culture de quelques Plantes médicinales dans la région du Nord**

PAR

M. Cl. ABRIAL,
CONSERVATEUR DES COLLECTIONS DE MATIÈRE MÉDICALE A LA FACULTÉ DE MÉDECINE DE LYON,
SECRÉTAIRE GÉNÉRAL DU COMITÉ RÉGIONAL LYONNAIS DES PLANTES MÉDICINALES.

Prix : 10 francs

LONS-LE-SAUNIER
Imprimerie L. DECLUME
1923

INTRODUCTION

Chaque année, depuis sa fondation, le *Comité interministériel des Plantes médicinales et à essences* organise un voyage d'études auprès de divers centres de culture de plantes médicinales ou aromatiques. C'est non seulement pour lui un mode de propagande particulièrement efficace, en faveur de l'œuvre qu'il poursuit, mais surtout, pour ceux qui participent à ces voyages, un enseignement précieux, que ni les livres, ni les meilleurs professeurs ne sauraient leur donner. La visite des champs, des installations de séchage, les conversations avec les producteurs ne sont-elles pas, pour le nouveau venu dans la culture des plantes médicinales, la meilleure des leçons, celle qui portera véritablement ses fruits ?

En retour, les cultivateurs, qui partout nous reçoivent si aimablement, tirent, eux aussi, de cette visite qui leur est rendue, un avantage à ne point dédaigner. En dehors de l'encouragement moral que leur donne la présence parmi eux de représentants officiels, ils n'ont qu'à gagner du passage dans leurs champs, de techniciens et d'acheteurs. Alors que les premiers peuvent leur apporter la solution raisonnée d'un problème qu'ils cherchaient en vain depuis longtemps, les seconds vont leur permettre de vendre plus aisément leurs marchandises et, très souvent, de régler sur place certains petits malentendus, comme il en existe parfois entre producteurs et acheteurs et dont nombre de lettres ne pourraient venir à bout. Et ainsi, de ces contacts entre des personnalités toutes intéressées, bien qu'à des titres divers, à une même production, résultent toujours des conséquences heureuses pour l'avenir de celle-ci. En particulier, nos visites doivent faire naître une émulation bienfaisante parmi les cultivateurs de plantes médicinales, provoquer des rapports de plus en plus étroits entre eux et les acheteurs et, enfin, susciter de nouvelles initiatives.

Aussi n'est-il pas étonnant que les missions d'études organisées par le Comité interministériel des Plantes médicinales soient suivies chaque fois avec le plus grand intérêt par tous ceux que la question préoccupe : droguistes, herboristes, fabricants de produits pharmaceutiques, producteurs de plantes médicinales, etc. Et c'est devant le succès croissant, remporté par ces missions, qu'il a bien vite fallu élargir le cadre primitivement fixé à ces dernières Les simples visites à des cultures de plantes médicinales ont fait rapidement place à des *Congrès annuels* où des questions, bien déterminées, sont mises chaque fois à l'étude.

En 1919, c'était le *Congrès de l'Anjou*, qui s'occupait plus spécialement de la production et du commerce de la *Camomille*. En 1920, un *Congrès de la Lavande* parcourait nos départements du Sud-Est, pour s'y livrer à une enquête approfondie sur l'industrie de cette plante, si précieuse pour nos populations des régions sub-alpines. L'an dernier, la question de la *Menthe poivrée* était étudiée au Congrès de Bourges, qui fut suivi d'instructives visites aux cultures du Berry, de l'Auvergne, du Forez et du Lyonnais.

Le *Comité interministériel des Plantes médicinales et à essences* avait décidé, dans sa séance du 9 mars 1923, que la ville de Lille serait choisie pour être le siège du Congrès de 1923. Ce dernier, au cours de ses travaux, devait plus spécialement se préoccuper des conditions de culture des plantes médicinales, dans le Nord de la France et dans le Hainaut Belge.

Ce sont les comptes-rendus de ce *troisième Congrès national de la Culture des Plantes médicinales*, que les lecteurs trouveront dans les pages qui suivent. MM. Blaque et Morvillez ont su y dégager, par leurs observations et leurs réflexions, les enseignements que ces visites aux cultures du département du Nord et du Hainaut comportaient. Notamment à l'occasion de la visite du « Poids public » à Boeschèpe, ils ont suggéré l'idée d'une sorte de certificat d'origine pour les plantes médicinales.

Cette question a déjà été envisagée par l'*Office national des Matières premières végétales*, en particulier pour les plantes destinées à l'exportation. Ici le problème est évidemment plus complexe, car il ne s'agirait plus uniquement, pour certaines espèces, d'un simple examen, mais bien d'une analyse permettant de connaître leurs teneurs en tel ou tel corps. De plus, les conditions imposées à l'importation, par les pays étrangers, varient souvent avec ces pays. Quoi qu'il en soit, l'Office se doit d'étudier cette question ; il ne pourra d'ailleurs le faire qu'à l'aide du concours des intéressés : producteurs, acheteurs et exportateurs de plantes médicinales.

Ainsi, nous contribuerons à donner aux plantes médicinales françaises, la place qui leur est dûe sur le marché mondial de l'herboristerie. Nul autre pays ne saurait rivaliser avec le nôtre pour la variété et surtout la qualité des plantes médicinales. Ces dernières trouvent dans notre sol, sous notre climat, un parfum, un arôme, qui les font rechercher dans le monde entier, au même titre que leur aspect engageant et leur belle présentation. Une estampille officielle ne pourrait qu'accroître encore, auprès des acheteurs étrangers, cette juste renommée de nos plantes médicinales de France.

Je tiens, en terminant, à remercier à nouveau, ici, tous ceux qui ont pris une part dans la réussite de ce Congrès ; en particulier les producteurs de plantes médicinales qui nous ont aimablement guidé dans la visite de leurs champs et surtout la *Compagnie des chemins de fer du Nord*, qui a généreusement facilité le transport des congressistes (1).

De telles collaborations, comme celle des Services agricoles départementaux, des Inspections académiques, nous sont indispensables pour mener notre tâche à bonne fin.

L'œuvre à la direction de laquelle m'ont appelé la confiance des Pouvoirs publics et des industriels intéressés, est de longue haleine et demande, pour être menée à bien, la plus grande prudence. Déjà, après quatre années d'inlassables efforts, des résultats tangibles sont apparus qui encouragent à mieux faire encore. Mais il est nécessaire que les concours viennent à nous de plus en plus nombreux. Sûrs de l'aide du Gouvernement, de celle non moins indispensable des industriels, nous pourrons alors poursuivre, en toute confiance, la réalisation des buts qui nous ont été fixés.

Prof. Em. PERROT.

(1) Les clichés des photographies, qui illustrent ce compte-rendu, ont été pris par M. LEMÉE, qui a bien voulu les mettre à notre disposition Nous lui adressons ici nos meilleurs remerciements.

Troisième Congrès National de la Culture des Plantes Médicinales.

COMITÉ D'ORGANISATION

Président d'Honneur.

M. Perrot, Professeur à la Faculté de Pharmacie de Paris, Président du Comité interministériel des Plantes Médicinales et des Plantes à Essence.

Président.

M. E. Gérard, Professeur à la Faculté de Médecine de Lille, Président du Comité régional des Plantes Médicinales du Nord.

Secrétaires généraux.

MM.

Blaque, Secrétaire général de l'Office national des Matières premières pour la Droguerie et la Parfumerie.

Morvillez, Professeur agrégé à la Faculté de Médecine de Lille, Secrétaire du Comité régional des Plantes Médicinales du Nord.

MEMBRES DU CONGRÈS.

MM.

Abrial, Conservateur des Collections de Matière Médicale à la Faculté de Médecine de Lyon (Rhône).

Blaque, Docteur en Pharmacie, 12, Avenue du Maine, Paris.

Bonvarlet, délégué de la « Coopérative Pharmaceutique Française » (*Cooper*), à Melun (Seine-et-Marne).

Bossot, 18, rue Paul Chenavard, à Lyon.

Brethenoux, Professeur d'Agriculture, adjoint à la Direction des Services Agricoles du Nord, à Lille.

Cazin, Préparateur à la Faculté de Médecine de Lille.

Deblock, Pharmacien à Lille.

Deblock fils, Chef de Travaux à la Faculté de Médecine de Lille.

Delamare, Fabricant de Produits Pharmaceutiques, à Romilly-sur-Andelle (Eure).

Delépine (Abbé), Doyen de la Faculté libre des Sciences, à Lille.

Depape (Abbé), Maître de conférences de Botanique à la Faculté libre des Sciences, à Lille.

DERAME, Inspecteur des Pharmacies du Nord, à Lille.

DESOIL (Dr), Chargé de cours à la Faculté de Médecine de Lille.

DORAT, de la Maison " Sossler et Dorat ", Droguerie-Herboristerie, 35, rue des Blancs-Manteaux, Paris.

FERRÉ (Dr), de la Maison " Ferré-Blottière ", 6, rue Dombasle, Paris.

FOCKEU (Dr), Professeur à la Faculté de Médecine de Lille.

GAUDICHARD (Dr), Fabricant de Produits Pharmaceutiques, 93, Avenue de Paris, St-Mandé (Seine).

GÉRARD (Dr Er.), Professeur à la Faculté de Médecine de Lille.

GODON (Abbé), Professeur à l'Institut Notre-Dame, à Cambrai.

HUSSON, Pharmacien, à Valenciennes (Nord).

JAY, Producteur de Plantes Médicinales, à Montbrison (Loire).

LAURIER, Président de l'Association générale des Herboristes de France, 109, Avenue Victor Hugo, à Paris.

LEBLAT, Vice-Président du Syndicat des Pharmaciens du Nord.

LEMÉE, Pharmacien, récolteur de Plantes Médicinales, 62, rue de la Réunion, à Paris.

MAIGE, Professeur de Botanique à la Faculté des Sciences de Lille.

MAIRIE, Herboriste, à Lille.

MEESEMÆCHER, Pharmacien, Préparateur à la Faculté de Médecine et de Pharmacie de Lille.

MORVILLEZ, Professeur agrégé à la Faculté de Médecine et Pharmacie de Lille.

NAACKE, Producteur de Plantes Médicinales, à Montbrison (Loire).

PERROT, Professeur à la Faculté de Pharmacie, 4, Avenue de l'Observatoire, Paris.

PHILIPPE, Professeur de Sciences au Collège d'Arras (Pas-de-Calais).

DE POUMEYROL, " Herboristerie Centrale de France ", 157, Grande-Rue, Saint-Clair, Lyon.

PROTHIÈRE, Délégué à la Propagande du Comité Interministériel des Plantes Médicinales, à Tarare (Rhône).

ROCHEZ, Producteur de Plantes Médicinales, à Ugny (Meurthe-et-Moselle) et à Paris, 99, Boulevard Montmorency.

VALENTIN, Vice-Président de l'Association Générale des Syndicats Pharmaceutiques de France.

I. — Actes et comptes-rendus du 3e Congrès National de la Culture des plantes médicinales.

LE CONGRÈS.

C'est dans la Salle des Actes de la Faculté de Médecine et de Pharmacie de Lille que s'est tenu, le 17 juillet 1923, la séance d'ouverture du *3e Congrès National de la Culture des Plantes Médicinales*, sous la présidence de M. le Professeur E. GÉRARD, Président du Comité régional des plantes médicinales du Nord (1). Aux côtés de ce dernier avaient pris place au bureau : M. le Professeur PERROT, Président du Comité Interministériel des Plantes Médicinales et des Plantes à Essences, M. le Professeur agrégé MORVILLEZ, Secrétaire du Comité des Plantes Médicinales du Nord, et M. BLAQUE, Secrétaire Général de l'Office National des Matières Premières.

Tout d'abord, après avoir donné lecture des lettres d'excuses qu'il avait reçues (2), M. le Professeur GÉRARD adresse aux

(1) Avant l'ouverture du Congrès, les membres de celui-ci ont été reçus par le Syndicat des Pharmaciens du Nord qui, quelques instants plus tard, offrait un banquet aux congressistes à l'Hôtel Bellevue. A l'issue de celui-ci, qui fut parfait tant par l'ordonnance du menu que par la délicatesse de la chère, plusieurs discours furent prononcés, notamment par M. le Doyen CHARMEIL, M. le Professeur GÉRARD et M. le Professeur PERROT. Ce dernier, au nom des congressistes, remercie chaleureusement nos confrères du Nord de leur si délicate intention ; que le Syndicat des Pharmaciens du Nord reçoive ici, à nouveau, l'expression de l'excellent souvenir que nous avons tous emporté de son aimable réception (G. B.).

(2) Parmi les lettres d'excuses reçues, figuraient celles de : M. CLÉMENTEL, Sénateur, ancien Ministre, M. le Préfet du Nord, M. le Maire de Lille, M TISSERAND, membre de l'Institut, M. LESAGE, Directeur de l'Agriculture au Ministère de l'Agriculture, M. ELBEL, Sous-Directeur au Ministère du Commerce, M. RAYBAUD, Inspecteur principal à la Cie des Chemins de fer P.-L.-M., M. VALLÉE, Professeur à la Faculté de Médecine de Lille, M. GUÉRIN, Professeur à l'Institut National agronomique, M. HADOU, Président du Syndicat des Agriculteurs d'Hazebrouck, M. MASSOL, Doyen de la Faculté de Pharmacie de Montpellier, M. AUBERT, Président du Comité régional des plantes médicinales d'Auvergne, etc.....

congressistes ses souhaits de bienvenue les plus chaleureux. S'il lui a été particulièrement agréable que la ville de Lille ait été choisie pour être le siège des travaux du 3e Congrès, du moins regrette-t-il qu'un effort plus considérable n'ait pas encore été tenté par le Comité régional qu'il préside. Des problèmes d'un intérêt capital se sont posés aux habitants du Nord, qui n'ont point permis de consacrer à la question des plantes médicinales toute l'attention voulu. Il a fallu reconstituer, réorganiser, et M. Gérard se fécilite qu'en allant visiter les cultures des régions de Bailleul et Armentières, les congressistes puissent se rendre compte de l'œuvre admirable de reconstruction déjà réalisée dans la zône rouge. Dans le domaine de l'agriculture, l'effort a principalement porté sur les céréales et la betterave. Malgré tout, la production des plantes médicinales, en honneur depuis longtemps dans les Flandres, n'a pas été abandonnée, et M. Gérard espère que les congressistes emporteront, de leur voyage dans le nord, l'impression qu'on y collabore utilement à l'œuvre nationale entreprise par le Comité Interministériel des Plantes Médicinales et à Essences.

En terminant, M. le Professeur Gérard tient à remercier tous ceux qui lui ont apporté leur concours dans l'organisation des visites qui doivent suivre le Congrès, et en particulier M. le Professeur Morvillez, M. Husson, pharmacien à Valenciennes, Président du Sous-Comité des Plantes Médicinales de cette ville, M. Hadou, Président du Syndicat des Agriculteurs d'Hazebrouck, M. Mairie, herboriste à Lille, MM. Victor Degar et Marcel Lebleu. Puis il donne la parole à M. le Professeur Perrot, Président du Comité Interministériel des Plantes Médicinales et à Essences et Directeur de l'Office National des Matières Premières.

*
* *

Les premières paroles de M. le Professeur Perrot furent des remerciements à l'adresse de MM. Gérard et Morvillez qui, sur le désir du Comité Interministériel des Plantes Médicinales et à Essences, ont fait diligence pour que le Congrès projeté soit assuré de tout le succès désirable. Egalement il les remercia, ainsi que leurs collègues du Comité régional de Lille, pour l'effort accompli par ce dernier, en vue de développer dans le Nord la production des plantes médicinales, effort d'autant plus louable qu'il a dû être effectué au milieu de difficultés considérables. De même qu'à l'occasion des Congrès précédents, les Compagnies de chemins de fer, sur le réseau desquelles ils se sont déroulés (P.-O et P.-L.-M.), avaient consenti des facilités de transport aux congressistes, de même, cette année, la Cie des chemins de fer du Nord a bien voulu témoigner de l'intérêt qu'elle portait à l'œuvre du Comité Interministériel, en accordant généreusement des permis de parcours aux congressistes. Aussi, M. Perrot est-il certain d'être l'interprète de tous en adressant à la Cie des chemins de fer du Nord ses vifs remerciements.

Puis, M. le Professeur Perrot retrace rapidement les origines du *Comité Interministériel des Plantes Médicinales et à Essences*, et expose comment il a été nécessaire de grouper, en pleine guerre, les bonnes volontés alors que nous allions manquer des plantes et drogues indispensables à l'hygiène et à la santé publique. Au Comité, sans ressources, fut adjoint bientôt un organisme d'exécution : l'*Office National des Matières Premières* qui, disposant de subsides importants, grâce aux généreuses souscriptions des industriels intéressés, et à une subvention annuelle de l'Etat, était à même de remplir la tâche qui lui était dévolue. Celle-ci pouvait se résumer de la façon suivante : développer, par tous les moyens, la production des plantes médicinales, aromatiques et à essences en France et dans nos colonies, afin de n'être plus contraint de verser tous les ans des millions à l'étranger pour y acheter ces plantes.

Après bientôt cinq années d'efforts, il n'est pas téméraire d'affirmer que le but poursuivi n'est pas loin d'être atteint. Déjà, nos importations annuelles en plantes médicinales sont tombées à près de 50 % de ce qu'elles étaient encore en 1919. Les droguistes et herboristes en gros trouvent plus facilement à se procurer en France les plantes dont ils font commerce, et beaucoup sont venus signaler à l'Office qu'ils recevaient des offres de plus en plus nombreuses de récolteurs français.

C'est par une action continue de l'*Office National des Matières Premières*, soutenue par les *Comités régionaux des plantes médicinales*, qu'il a été possible d'atteindre ces résultats.

Grâce à une propagande de tous les instants auprès des Ecoles laïques, des Institutions religieuses, des Orphelinats, des Asiles de vieillards, etc..., la main-d'œuvre nécessaire à la cueillette a pu être recrutée et, aujourd'hui, les écoles se faisant un gain annuel de 1.000 francs, par la seule récolte des plantes spontanées, ne sont pas rares. Nombre de petits retraités, sur nos conseils, se sont adonnés à la cueillette, et cela à leur grande satisfaction ; car beaucoup ont pu, de ce fait, augmenter leurs revenus d'une façon appréciable.

M. Perrot illustre son exposé de divers exemples et cite, notamment, l'action de Madame de Las Case dans la Lozère, et celle de M. Mathé dans l'Yonne, qui sont parvenus l'un et l'autre, par la concentration des petites cueillettes, à des résultats extrêmement encourageants.

Parallèlement à cette campagne pour la cueillette, une autre a été menée en faveur de la culture qui n'a pas tardé, elle aussi, à porter ses fruits. Aujourd'hui, sous l'impulsion de l'Office des Matières Premières, qui distribue gratuitement les graines et plants nécessaires aux premiers essais, et multiplie ses conseils aux cultivateurs, les surfaces consacrées aux plantes médicinales ont été singulièrement augmentées. De nouveaux centres de cultures ont pris naissance çà et là à travers la France, qui tous apporteront, dans un avenir proche, un contingent supplémentaire notoire à la production nationale. Bien entendu, il ne s'agit pas de cultiver les plantes médicinales aux lieu et place des plantes vivrières, là surtout où celles-ci fournissent de bons rendements. Mais, celles-là doivent être conseillées à côté des cultures maraîchères où elles trouveront place dans les assolements, ou mieux encore, en cultures intercalaires avec la vigne, l'olivier, etc.... M. Perrot souhaiterait également voir consacrer un coin aux plantes médicinales dans tous les jardins ouvriers.

Indépendamment de cette action générale en vue de développer la culture des plantes médicinales, l'Office s'est attaché à introduire ou à ramener en France la culture de certaines espèces particulièrement intéressantes.

C'est ainsi que le **Pyrèthre insecticide** (*Chrysanthemum cinerariæfolium*) qui paraît devoir être appelé à rendre de grands services en viticulture, dans le traitement de la cochylis et de l'eudémis, est aujourd'hui cultivé en Languedoc, dans la Crau et au Maroc.

La **Menthe poivrée de Mitcham**, dont l'essence fait prime sur le marché des huiles essentielles, a pu être non sans difficultés, introduite et multipliée en France, grâce aux persévérants efforts du Professeur Daniel, et, aujourd'hui, près de 500.000 pieds de cette même Menthe poivrée, issue de Mitcham, ont pu être distribués entre une douzaine de cultivateurs dans les régions les plus différentes du territoire. Les premiers résultats sont fort encourageants, car les distillations de cette Menthe, qui viennent d'être faites cette année, ont fourni une essence qui semble devoir rivaliser avec celle produite, en Angleterre, à Mitcham.

Actuellement, l'Office tente de ramener en France la production de la graine de **Moutarde** que nous achetons en presque totalité (pour environ 50.000 quintaux métriques) à la Sicile et aux Indes. A l'aide de graines sélectionnées à haute teneur en essence, l'Office a fait tenter des cultures de Moutarde en Alsace, en Vendée et au Maroc.

Après avoir ainsi montré l'importance du rôle joué par l'*Office National des Matières Premières*, qui poursuit, en outre, des recherches techniques sur les conditions de culture des diverses espèces, sur la variation de la teneur en principes actifs des plantes toxiques avec le milieu, les engrais, etc., etc., M. le Professeur PERROT termine en faisant appel à la collaboration de tous. Pour mener à bien cette tâche de caractère essentiellement national, il n'est pas de trop de toutes les bonnes volontés, de toutes les compétences. Aussi M. le Professeur PERROT espère-t-il trouver, dans l'avenir, des concours encore plus nombreux et plus agissants.

***

Le Président remercie vivement M. le Professeur PERROT de son intéressante conférence qui aura eu, en particulier, l'avantage de présenter aux auditeurs, sous son véritable aspect, le problème de la production des plantes médicinales. A l'appel lancé par M. PERROT, M. GÉRARD tient de suite à répondre que sa collaboration et celle de ses collègues du Comité sont entièrement acquises à l'œuvre du Comité Interministériel. C'est d'ailleurs une nouvelle preuve de cette collaboration que le Comité régional du Nord a voulu apporter en organisant les visites qui vont suivre le Congrès.

Une discussion s'engage alors, à laquelle prennent part MM. PERROT, DE POUMEYROL, DERAME, MAIRIE, et dont le thème principal est la cueillette des plantes médicinales dans le Nord. M. DERAME cite, en particulier, l'exemple d'un pharmacien de la région de Valenciennes qui, par une campagne de propagande, a suscité l'ardeur des petits récolteurs qui lui ont apporté, notamment, une abondante récolte de coquelicots.

M. MAIRIE insiste pour qu'on apprenne à mieux connaître les propriétés des plantes, que l'on ignore, en général. Enfin, M. MUTIN, pharmacien au Cateau, signale l'intérêt qu'il y aurait à utiliser les sables du littoral pour la culture de certaines plantes médicinales.

Cette discussion étant close, le Président donne la parole à M. le Professeur agrégé MORVILLEZ, Secrétaire du Comité régional des plantes médicinales du Nord, pour communiquer aux congressistes le programme des excursions des 18, 19 et 20 juillet.

Programme des excursions du 3e Congrès National de la culture des Plantes médicinales.

MERCREDI 18 JUILLET : *Valenciennes, Aulnoy, Crespin.*

Départ de Lille, à 7 h. 24. Arrivée à Valenciennes, 8 h. 10.
Départ en autocar pour Aulnoy. Visite des cultures de Guimauve et de Bouillon blanc et des installations de séchage.
Retour à 11 h., à Valenciennes. Déjeuner.
Départ à 1 h., pour Quarouble. Visite des cultures de Mauve, Séchoirs, Visite d'une fabrique de Chicorée.
Vicq, Crespin, 4 h. 1/2 } Visite des cultures de Mauve,
St-Aybert, 4 h. 1/2 } Guimauve, Camomille.
Thivencelles, 4 h. 3/4. Visite de jardins de mineurs (Mauves-Guimauve).

JEUDI 19 JUILLET : *Bailleul, Hazebrouck.*

Départ de Lille, à 8 h. 30. Arrêt à Wambrechies. Cultures de lin. Déjeuner à Bailleul, 11 heures.
Départ de Bailleul, 1 h., Visite de houblonnières. Visite des séchoirs MALEZYS.
Arrêt à la Ferme VERDOUCK, 3 heures.
Collation au Mont des Cats, 4 h. 1/2.
Départ d'Ecke, 5 heures.
Arrivée à Lille, 7 h. 1/2.

VENDREDI 20 JUILLET : *Lessines* (Belgique).

Départ de Lille, à 8 heures.
Arrivée à Lessines, 10 h. 1/2. Visite de cultures. Déjeuner, 12 h.
Départ pour Ghoy, Deux-acren, Flobecq, 1 h. 1/2. Visite des cultures.
Départ de Lessines, 5 heures.
Arrivée à Lille, 7 h. 1/2.

II — La culture des Plantes Médicinales dans la région de Valenciennes

COUP D'ŒIL D'ENSEMBLE

Depuis fort longtemps, on cultive les plantes médicinales dans le département du Nord et plus spécialement aux environs de Valenciennes. C'est, au total, dans une douzaine de communes toutes situées sur la rive droite de l'Escaut que se pratique cette culture, communes qui pourraient être groupées en deux centres : l'un au sud de Valenciennes, avec *Aulnoy* et ses environs, *Préseau* et *Famars*, l'autre au nord-est de cette même ville, tout à proximité de la frontière franco-belge et qui comprend notamment: *Rombies*, *Onnaing*, *Quarouble*, *Vicq*, *Crespin*, *Thivencelles*, *Saint-Aybert*, *Macou*, *Condé-sur-Escaut* (Voir la carte, fig. 1).

Cette culture des plantes médicinales dans le Nord est caractéristique à plus d'un point de vue. Tout d'abord, on remarquera qu'elle ne porte que sur un nombre relativement restreint d'*espèces* : quatre, si l'on en excepte la chicorée qui doit être plutôt considérée comme une plante industrielle. Ce sont, par ordre d'importance, quant à la surface qui leur est réservée : la *Guimauve*, la *Mauve*, la *Camomille* et le *Bouillon blanc*.

D'autre part, second caractère, les cultures de la région de Valenciennes sont très morcelées, disséminées çà et là sur le finage d'une même commune. Jamais on ne rencontre de vastes terrains consacrés aux plantes médicinales ; mais, au contraire, ce sont de simples champs allant de la plus petite parcelle, à la pièce de 1 hectare au maximum.

Enfin, autre caractère, ces cultures sont toutes familiales, ce qui explique d'ailleurs leur morcellement. Presque chaque foyer possède un ou plusieurs de ces petits champs dont il vient d'être parlé, qu'il cultive avec sa propre et unique main-d'œuvre. Il suit, en cela, l'exemple que lui ont légué les ancêtres, car cette culture des plantes médicinales semble être, dans le Nord, une véritable coutume. C'est comme un attachement au passé, que même les périodes de mévente n'ont pu faire rompre, et il semble bien que l'on soit fier, dans ces régions, de produire ces plantes qui guérissent. On les cultive d'ailleurs avec un soin jaloux, un intérêt passionné, qui se manifestent au visiteur par la propreté méticuleuse avec laquelle les champs sont tenus.

Les cultures de plantes médicinales des environs de Valenciennes portent, dans l'ensemble, sur environ 150 hectares. En 1922, d'après les statistiques officielles départementales, on comptait :

120	hectares	pour	la Guimauve.
25	—	—	Mauve.
10	—	—	Camomille.
et 4	—	—	le Bouillon blanc.

D'après ces mêmes statistiques, le rendement moyen à l'hectare avait été de :

11	quintaux	de fleurs pour la Mauve.
12	—	de fleurs pour la Camomille.
9	—	de fleurs pour le Bouillon blanc.
5	—	de fleurs et 15 quintaux de racines pour la Guimauve.

En se basant sur ces données, on peut estimer que la région de Valenciennes a produit, en 1922 : 27,5 tonnes de fleurs de Mauve ; 12 tonnes de fleurs de Camomille ; 3,6 tonnes de fleurs de Bouillon blanc ; 60 tonnes de fleurs et 180 tonnes de racines de Guimauve.

*
* *

Visite aux Cultures de la région de Valenciennes.

Au cours de la journée du 18 juillet, les membres du 3e Congrès National de la Culture des Plantes Médicinales ont pu visiter, sous la conduite de M. le Professeur Perrot, les cultures de la région de Valenciennes. La matinée fut consacrée à Aulnoy et ses environs, tandis que dans l'après-midi les congressistes ont suivi l'itinéraire : Valenciennes, Quarouble, Vicq, Crespin, St-Aybert, Macou, Condé, Valenciennes.

AULNOY.— Petite ville située à environ 4 kilomètres au sud de Valenciennes, Aulnoy constitue un centre assez important de production de plantes médicinales. On y cultive surtout la Guimauve, également la Mauve, la Chicorée, le Bouillon blanc, et quelque peu de Camomille.

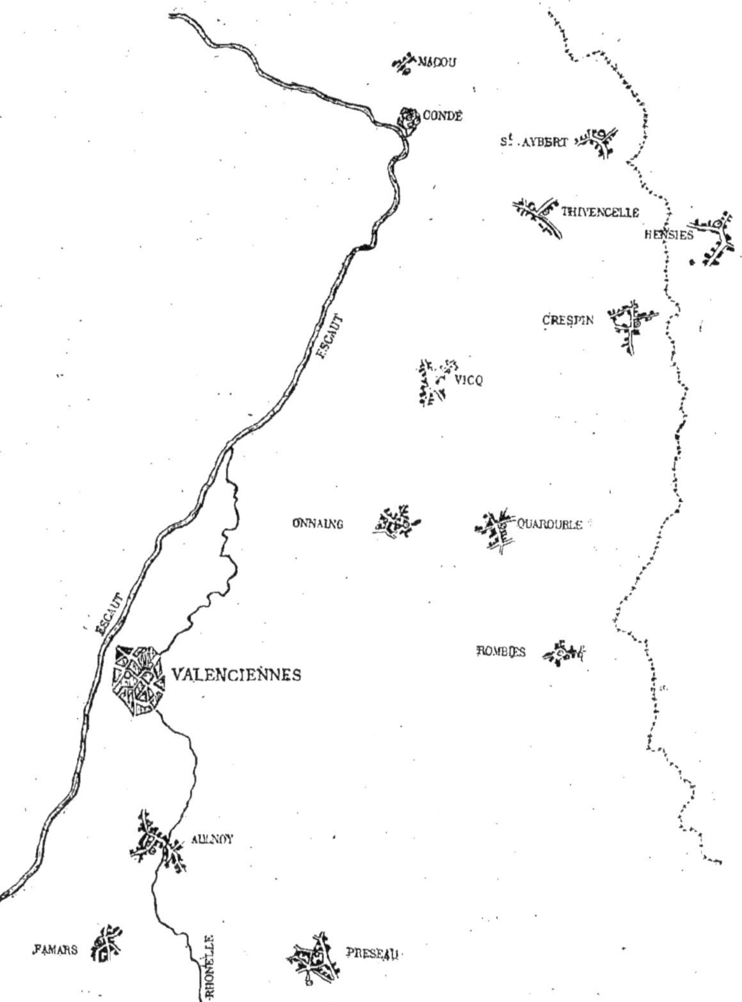

FIGURE 1. — Carte des Centres de culture de plantes médicinales de la région de Valenciennes.

La **Guimauve** (1) (*Althea officinalis* L.) est cultivée à Aulnoy sur une trentaine d'hectares environ, ce qui représente à peu près le quart de la superficie totale consacrée à cette plante dans le département du Nord. Les congressistes ont pu visiter de beaux champs de cette plante, admirablement tenus, et obtenir d'intéressants renseignements sur sa culture, son séchage et sa préparation auprès de M. Louis Delbove, à la ferme de la Bergère. Dans les pages qui suivent, M. Abrial a donné toutes les indications voulues sur la culture de la Guimauve dans le Nord (voir p.); nous passerons donc rapidement sur ce point. Rappelons cependant que, dans cette région, la Guimauve plantée en février-mars est récoltée la *même année* en décembre, et non pas la 2e ou même 3e année, ainsi qu'il est dit dans nombre de traités spéciaux. Cette récolte s'effectue à l'aide de fourches d'un type spécial (voir fig. 2), très lourdes, à deux dents rapprochées à leur extrémité. Parfois, il est nécessaire que deux ouvriers enfoncent cette fourche simultanément, tandis qu'un troisième tire sur la tige de la plante à arracher. La récolte faite, la racine de Guimauve subit un certain nombre de manipulations avant d'être mise à sécher. Tout d'abord, de la souche on sépare des boutures qui serviront pour la plantation au mois de février suivant, et qui, en attendant cette époque, seront mises en jauge. Ensuite, on supprime les racines latérales, trop petites pour avoir une valeur marchande. Enfin, on procède à l'opération dite de l'*écrépage* et qui consiste à râcler la partie superficielle de la racine à l'aide d'un couteau de forme spéciale. Les femmes qui font cette besogne, les « écrépeuses », y apportent tant de célérité, qu'elles parviennent à traiter près de 40 kilos de racines par jour. Leur salaire est d'environ 8 francs par jour, ou, lorsqu'elle sont payées à la tâche, de 10 fr. les 50 kilos de « racine verte ».

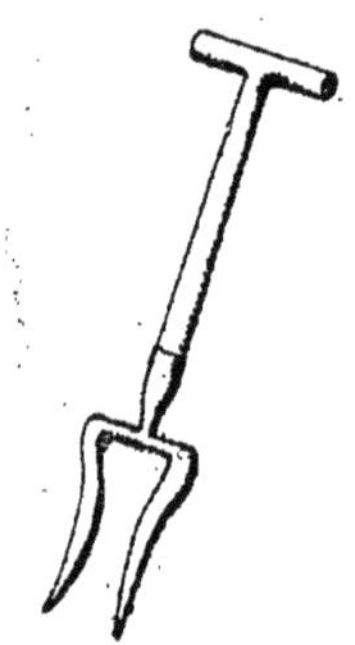

Fig. 2. — Fourche utilisée dans le Nord pour l'arrachage des racines de Guimauve.

Le séchage des racines de Guimauve, séchage à l'air chaud, ne présente rien de particulier. Toutefois, il doit être effectué aussi

(1) Les cultivateurs du Nord désignent communément la Guimauve sous le nom d'**Althea**. Ce que nous appelons racine de Guimauve devient pour eux la racine d'*Althea*. On cite l'anecdote d'un pharmacien étranger à la région, nouvellement installé dans le pays et qui, fort surpris qu'on vienne lui demander pour quelques sous de racines d'*Althea*, croyait avoir affaire à un mauvais plaisant.

rapidement que possible après la récolte, et l'on doit utiliser un foyer fournissant une température relativement élevée. Il ne faut pas oublier que la racine de Guimauve est, en effet, gorgée de mucilage qui entrave la dessiccation. A la ferme de la Bergère, c'est sur une tôle en fer, perforée, qu'on entasse les racines pour le séchage.

Une fois les racines séchées, il reste à les « blanchir ». C'est l'opération dite du « *balbutage* » qui consiste à introduire les racines dans un tonneau en bois, monté sur un axe horizontal. On fait tourner le tonneau autour de cet axe pendant environ une heure, ce qui a pour effet de détacher une poussière grisâtre de la surface des racines, qui sortent finalement blanches. Cette poussière qui s'échappe de minuscules trous percés dans les parois du tonneau ne semble pas, jusqu'ici, avoir été utilisée.

Pourquoi cette poudre, qui renferme certainement une proportion élevée de mucilage, ne trouverait-elle pas son usage, soit dans l'industrie, soit même en pharmacie ?...

QUAROUBLE. — On produit à Quarouble, en dehors du blé qui représente la culture dominante, la *Mauve*, la *Guimauve* et la *Chicorée*. D'après les statistiques officielles les plus récentes, on compte 48 hectares pour la Chicorée, 10 hectares pour la Guimauve et 25 ares pour la Mauve.

La **Mauve** cultivée dans la région du nord est une variété à grandes et larges feuilles lisses de la Mauve sylvestre ; c'est *Malva sylvestris* var. *glabra* (1). — Elle fournit de superbes fleurs, volumineuses (papillons), qui conservent à la dessiccation une jolie couleur bleue, ce qui fait qu'elles sont très recherchées par le commerce de l'herboristerie. — Les champs de Mauve visités à Quarouble, tous tenus d'une façon parfaite, sans trace de mauvaises herbes, montrent des plantes vigoureuses atteignant parfois près de 1 m. 70 de hauteur (voir Pl. I), toutes garnies de nombreuses et belles fleurs. Pas la moindre tache de rouille à ces larges feuilles ; et cependant, l'on sait combien les Malvacées sont sensibles aux Puccinies. Il semble que la Mauve trouve, dans le Nord, un terrain et un climat de prédilection qui lui permettent de résister à l'envahissement de ces parasites.

Dans chaque champ, on rencontre plusieurs pieds marqués d'un ruban ; ce sont ceux qui ont été réservés pour la graine et que le cultivateur choisit généralement parmi les pieds ayant produit les fleurs les plus nombreuses et les plus belles. C'est là un timide essai de sélection qu'il serait bon de voir développer dans l'intérêt

(1) Voir p. 36 la note de M. Abrial sur la Culture de la Mauve du Nord.

même du producteur, qui arriverait, par cette méthode, à obtenir des récoltes plus abondantes et de qualité supérieure.

Au moment de leur passage à Quarouble, les congressistes ont pu assister à la cueillette des fleurs de Mauve, pratiquée avec une célérité et une dextérité remarquables par des femmes. Celles-ci portent un tablier pourvu d'une sorte de bissac dans lequel elles enfouissent les fleurs.

La récolte faite, les fleurs de Mauve sont exposées quelques heures au soleil devant les maisons, après quoi elles sont portées au séchoir à air chaud où on les étale sur des lattes de bois.

La Chicorée à grosse racine, ou Chicorée à café, constitue une des principales cultures de la commune de Quarouble (1). Aussi, devait-elle retenir l'attention des congressistes qui, après avoir parcouru de vastes champs de cette plante, visitèrent en détail le séchoir de M. Quinet, ce séchoir est chauffé par six foyers répartis à droite et à gauche, d'un couloir central ; il comprend deux étages qui correspondent à deux phases distinctes du séchage. Cette question de la production et du traitement de la racine de chicorée a été étudiée à fond et de la façon la plus claire, dans un travail fait au Laboratoire du Professeur Perrot, à la Faculté de Pharmacie de Paris, par M. Guillot (2). — Il n'y a rien à ajouter à ce travail si complet et d'une si précieuse documentation ; aussi nous sommes-nous contentés d'en extraire une note sur la culture de la chicorée, que l'on trouvera à la fin de cette brochure (3).

CRESPIN. — Pour se rendre de Quarouble à Crespin, les congressistes sont passés par **Vicq**, où l'on cultive la Mauve, la Guimauve et le Bouillon blanc, et où ils ont pu voir en particulier de très beaux champs de ce dernier. L'espèce produite est le *Verbascum thapsiforme* Schrad, qui fournit de très belles fleurs d'un beau jaune d'or.

A Crespin, on cultive également la Mauve et quelque peu de Guimauve ; mais cette commune constitue surtout un *centre d'achat* où des revendeurs achètent et centralisent les récoltes de toute cette région (4).

(1) En 1922, il a été produit à Quarouble environ 300 tonnes de racines de Chicorée.

(2) Guillot (C.). — **La Chicorée et divers produits de substitution du café.** 1 brochure de 362 p. Vigot Frères éditeurs, Paris 1911.

(3) A Onnaing, les congressistes ont visité la fabrique de chicorée de M. Masclet qui leur a lui-même, fort aimablement, donné toutes les explications nécessaires.

(4) A Crespin, M. Cabaret, que nous sommes heureux de remercier ici au nom de tous, a bien voulu réserver aux congressistes un accueil particulièrement cordial.

SAINT-AYBERT. — De Crespin à St-Aybert on longe la frontière et on passe à quelques cents mètres du village belge de Hensies, centre important de culture de plantes médicinales. Il est intéressant de noter, en effet, que toute cette région de la Belgique, voisine de l'arrondissement de Valenciennes, produit, elle aussi, en grandes quantités, les mêmes espèces que celles qui sont récoltées dans le Nord de la France.

A St-Aybert, on cultivait autrefois la *Camomille* ; aujourd'hui on n'y rencontre plus que de petits champs de *Mauve* (1) et de *Guimauve*, qui représentent environ un hectare pour chacune de ces deux espèces.

A THIVENCELLES, on aborde la région des charbonnages du bassin de Valenciennes. Un arrêt s'imposait cependant dans cette commune pour permettre aux congressistes de visiter quelques jardins de mineurs. Beaucoup de ces derniers, en effet, leur journée terminée sous terre, consacrent leurs loisirs au jardinage, et, parmi les plantes qu'ils cultivent, figurent quelques espèces médicinales, et en particulier la *Mauve* et la *Guimauve*. Il y a là une initiative à soutenir, d'autant plus que les producteurs de plantes médicinales des villages voisins regardent, d'un mauvais œil, ces concurrents possibles qu'ils cherchent à décourager. Tout au contraire, non seulement au point de vue social, mais également à celui de la production des plantes médicinales, il convient d'encourager cette tentative des mineurs de Thivencelles dont l'exemple mériterait d'être imité dans tous les jardins ouvriers de France.

(1) Afin que la floraison des Mauves n'ait pas lieu en même temps dans tous les champs, ce qui rendrait la cueillette fort difficile, les cultivateurs échelonnent la plantation sur plusieurs semaines, de façon que la floraison se produise successivement dans leurs divers champs.

III. — La culture du houblon et du lin dans la région de Bailleul-Hazebrouck.

Bien que le houblon et le lin doivent être, avant tout, considérés comme des plantes industrielles, leur culture, qui est réalisée sur une si grande échelle dans le département du Nord, devait intéresser les membres du 3e Congrès de la Culture des Plantes Médicinales, et justifier l'excursion faite, à l'occasion de celui-ci, dans la région de Bailleul-Hazebrouck. D'autant plus, que si elles sont surtout utilisées : la première pour la brasserie, la seconde dans l'industrie des textiles, ces deux espèces jouissent également de vertus curatives qui les font rechercher par le commerce de l'herboristerie. Les cônes de houblon et la graine du lin constituent en effet deux articles de grosse consommation pour ce commerce.

La culture du lin et surtout celle du houblon n'ont pu encore recouvrer l'importance qu'elles avaient, avant la guerre, dans nos Flandres. Beaucoup des houblonnières étaient en pleine zône rouge, là où l'on s'est battu pendant quatre ans et où tout fut détruit. Mais l'œuvre grandiose de réorganisation et de reconstruction accomplie depuis l'armistice dans le Nord, œuvre qui force l'admiration du visiteur, n'a pas oublié de porter ses efforts sur ces cultures industrielles, sources de richesse pour la région ; et déjà, l'an dernier, on comptait dans ce département 485 hectares consacrés au houblon et 4.420 au lin. Aujourd'hui, ces cultures de lin et de houblon sont en pleine prospérité.

Le lin produit dans le Nord est presque exclusivement cultivé pour ses fibres. Si l'on récolte quelque peu de graines, celles-ci sont du moins trop petites pour satisfaire aux exigences de la Droguerie. Aussi, les utilise-t-on pour la préparation de l'*huile de lin* après les avoir broyées dans des moulins à vent, fort nombreux dans la région.

Au moment du passage des congressistes à *Wambrechies*, se tenait dans cette localité un concours d'arrachage mécanique du lin auquel ils ne manquèrent pas d'assister. Cette question de l'emploi d'une arracheuse mécanique est d'un intérêt capital pour l'avenir de la culture du lin en France, car le recrutement de la main-d'œuvre est de plus en plus difficile et celle-ci extrêmement chère. On nous a cité une dépense de 5.000 francs de main-d'œuvre d'arrachage pour une récolte vendue 17.000 francs. Il est donc urgent de faire ici, comme dans bien d'autres cas, appel à la machine, et si le concours de Wambrechies n'a pas encore révélé l'arracheuse mécanique idéale, du moins faut-il espérer que dans un avenir très proche, celle-ci sera bien au point.

*
* *

Après Bailleul, en venant de Lille, commence la région des houblonnières. Celles-ci, vues de loin, semblent de véritables petits bois auxquels une taille impeccable aurait imposé des contours d'une rectitude géométrique. De près, elles donnent, avec leurs poteaux énormes, hauts d'environ 8 mètres, avec leurs multiples fils de fer rigoureusement tendus, l'impression de véritables constructions (voir Planche III). La première houblonnière visitée par les congressistes, en bordure de la route de Berthem et qui appartient à M. Mathurin Lebleu, a été édifiée et aménagée suivant les techniques les plus modernes de la culture du houblon, telles que les a rappelées M. Abrial dans les notes qui terminent ce travail (1). D'autres houblonnières, au contraire, sont installées d'après les anciennes méthodes, comme d'ailleurs celles que l'on rencontre dans différentes régions et notamment en Bourgogne : le houblon, au lieu de grimper sur des fils de fer verticaux tendus par un système de poteaux, s'enroule sur des perches généralement inclinées. Mais, quel que soit le genre des houblonnières visitées, toutes ont dans le Nord un caractère commun : celui d'être admirablement entretenues ; pas de mauvaises herbes, une terre bien ameublie, bien travaillée, des pieds de houblon vigoureux ne présentant pas traces d'attaque par des parasites. Il est vrai que ces derniers sont combattus activement : à l'aide de jus de tabac pour les pucerons, de sulfate de cuivre et lait de chaux pour l'oïdium. Pour la pulvérisation, on se sert généralement d'un tonneau traîné par un cheval et d'une pompe qui permet de projeter la solution insecticide jusqu'au sommet des tiges.

La question du séchage du houblon n'est pas d'importance négligeable, bien au contraire. De la façon dont cette opération sera effectuée dépendra, en effet, pour une bonne part, la valeur de la marchandise que le récolteur offrira au commerce. Les locaux où se pratique le séchage ont reçu, dans le Nord, le nom générique de « tourailles ». Il est vraisemblable que cette dési-

(1) Voir, pour la culture du houblon, p. 52.

gnation vient du mot « tourelle », en raison de la forme qu'affectent de nombreux séchoirs, forme qui rappelle en effet celle d'une petite tour. En général, les tourailles constituent des installations assez primitives qu'on est surpris de trouver si rudimentaires, eu égard à l'importance de l'industrie pour les besoins de laquelle elles fonctionnent. Les congressistes n'ont pas manqué d'en faire la remarque en visitant le séchoir de la ferme MALEZYS qui représente assez bien le type des tourailles à feu direct (1). Ce séchoir est divisé en deux compartiments : l'un (A), destiné au séchage proprement dit, l'autre (B) adjacent, de dimensions plus réduites, où s'opère ensuite le soufrage. Le compartiment (A) est divisé en deux étages par une sorte de clayonage constitué de lattes de bois. Sur ces lattes seront étalés les cônes de houblon que l'on entasse sur une épaisseur d'environ 1 m. 50. En somme, l'étage supérieur du compartiment (A) est destiné à recevoir la marchandise à sécher. Quant à l'étage inférieur, il abrite les foyers qui fournissent la chaleur nécessaire à l'opération du séchage. Extrêmement simples, ceux-ci ne sont pas autre chose que des sortes de braseros circulaires, constitués par des grilles de fonte. On les alimente à l'aide de briquettes spéciales que les producteurs de houblon préparent eux-mêmes et qui sont composées d'un mélange d'argile et de charbon maigre. Le grand avantage de ces briquettes est de ne dégager pour ainsi dire, ni fumée, ni mauvaise odeur qui pourraient altérer la qualité du houblon, en modifiant son arôme et sa saveur.

A l'aide des foyers en question, on chauffe de façon à obtenir tout d'abord la température de 25° ; après avoir maintenu cette température pendant quelque temps, on active la combustion pour atteindre 35° environ. 38° devront être considérés comme un maximum qui ne doit pas être dépassé.

Le houblon, une fois séché, est soumis à l'opération du soufrage qui va s'effectuer dans le compartiment (B) de la touraille. Celui-ci, comme le précédent, est divisé en deux étages par un clayonage constitué de lattes en bois. Mais ce clayonage est à un niveau sensiblement inférieur à celui du compartiment (A), et, en outre, les lattes qui le composent sont disposées dans un sens perpendiculaire à celles du premier. A l'aide de larges pelles en bois, d'ailleurs très grossièrement fabriquées, on fait glisser le houblon du compartiment (A) au compartiment (B) ; le soufrage s'y effectue à l'aide des mêmes foyers que ceux utilisées pour le séchage. Mais,

(1) A la ferme VERDOUCK, visitée également par les congressistes, et qui constitue par son importance et sa belle tenue une exploitation modèle, existent des séchoirs disposant d'une chambre à air en forme de pyramide renversée.

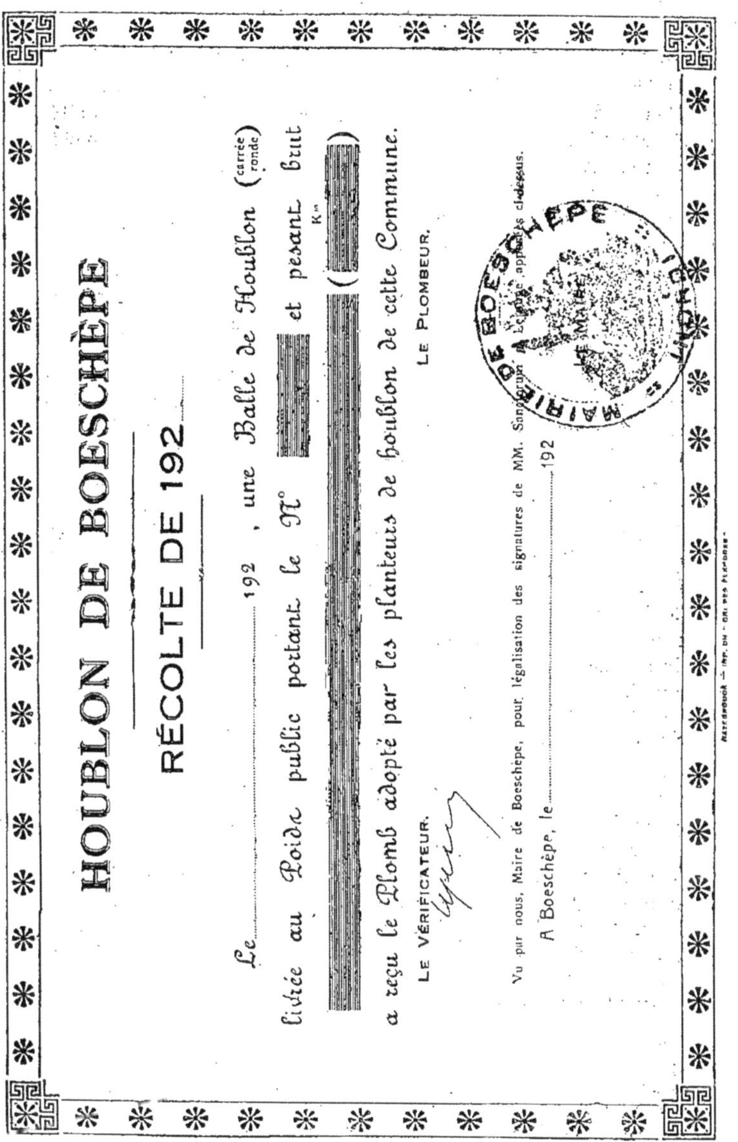

HOUBLON DE BOESCHÈPE

RÉCOLTE DE 192

Le .... 192 , une Balle de Houblon (carrée / ronde)

livrée au Poids public portant le N° .... et pesant brut .... (........) K^os

a reçu le Plomb adopté par les planteurs de houblon de cette Commune.

Le Vérificateur. Le Plombeur.

Vu par nous, Maire de Boeschèpe, pour légalisation des signatures de MM. Sanderum et Lesage apposées ci-dessus.

A Boeschèpe, le 192

Fig. 3. — Modèle du certificat délivré par le poids public de Boeschèpe (Nord).

aux briquettes de charbon, on ajoute du soufre dans la proportion de 4 à 5 kilos pour 1.000 kilos de houblon. L'anhydride sulfureux dégagé offre le double avantage de faciliter la conservation ultérieure des cônes de houblon, en même temps qu'il les blanchit légèrement et leur donne un aspect plus engageant.

Ainsi séché, puis soufré, le houblon est comprimé et mis en balles de 100 kilos environ. A ce sujet, il est intéressant de signaler l'initiative prise par les cultivateurs de la région de Boeschepe qui, par la délivrance d'une sorte de certificat d'origine, permet de donner au houblon une plus-value très sensible, en même temps qu'elle fournit à l'acheteur la garantie qu'il recherche.

L'organisation de Boeschepe dispose d'un bâtiment, le « Poids Public » où les houblons sont réceptionnés, vérifiés, soufrés légèrement à nouveau, puis comprimés et finalement plombés. Le vérificateur qui examine les lots et délivre le certificat d'origine (Fig. 3) est désigné par une Commission de six membres, elle-même élue par les producteurs de houblon de la région. En cas de difficultés, de contestations entre le vérificateur et le cultivateur qui a soumis sa récolte au « Poids Public » pour obtenir le certificat, on réunit la Commission qui tranchera le différend. Les balles de houblon refusées par le vérificateur (1), du fait de la qualité non satisfaisante du produit, ne sont ni plombées, ni accompagnées du certificat d'origine et, par conséquent, ne peuvent être vendues avec la garantie du « Poids Public » de Boeschepe. Par contre, le houblon qui a satisfait aux exigences de ce contrôle acquiert de ce fait une valeur plus grande qui dépasse environ de 16,5 % celle du houblon courant de la région.

Les lots acceptés par le « Poids Public », bien qu'ils soient généralement entreposés dans les locaux de celui-ci, restent jusqu'à leur vente la propriété du récolteur qui peut en disposer comme bon lui semble. De sorte que, malgré cette organisation qui repose entièrement sur la collectivité, le récolteur conserve au moment de la vente son individualité. La collectivité n'aurait donc rien à gagner en favorisant la délivrance de certificats de complaisance qui permettrait de vendre sous son cachet une marchandise de qualité inférieure. Par contre, en se livrant à cette pratique elle ne

(1) Le vérificateur fait, à domicile, une visite préalable pour éviter la dépréciation des houblons qu'il n'accepte pas. Il en résulte que les houblons apportés au « Poids Public » sont, pratiquement, toujours acceptés.

Seuls, les producteurs de houblon de Boeschepe peuvent demander le « plombage » de leur marchandise. Ils paient, pour cela, un droit de 2 francs (0,75 pour le peseur-juré, 0,55 au vérificateur, 0,70 au profit de la commune).

tarderait pas à voir jeter le discrédit sur son organisation et partant à perdre toute valeur auprès des clients.

Des organisations semblables à celles de Boeschepe, dont tirent profit, à la fois, acheteurs et vendeurs, méritent d'être étendues aux principaux centres de récolte de houblon (1). Il semble même qu'il y aurait intérêt à en généraliser l'utilisation à d'autres productions végétales et, en particulier, aux plantes médicinales, ainsi que l'expose M. le Professeur PERROT dans son Introduction au présent ouvrage.

(1) Il fonctionne à Poperinghe et à Alost, en Belgique, des organisations sensiblement identiques à celle de Boeschepe.

IV. — La culture des plantes médicinales en Belgique.

Pays de cultures industrielles, la Belgique produit également, à côté du houblon, du lin, de la betterave, du tabac, de la chicorée, un certain nombre de plantes médicinales qu'elle exporte chaque année en grosses quantités. C'est ainsi que, l'an dernier (1922), il a été exporté de Belgique sur la France : 382.000 kilos d'espèces médicinales ou aromatiques. Parmi celles-ci, figuraient principalement :

L'*Absinthe*	pour	1.500 kilos.
L'*Angélique*		5.400
L'*Argentine*		1.100
L'*Aunée*		2.500
La *Bardane*		13.500
Le *Bouillon blanc*		1.500
La *Bourdaine*		1.300
La *Bourrache*		2.700
La *Camomille commune*		14.400
La *Camomille romaine*		29.800
Le *Cassis*		1.700
La *Centaurée* (petite)		2.900
Le *Chardon bénit*		1.200
Le *Chiendent*		31.300
La *Douce-amère*		3.300
Le *Fraisier* (racines)		2.300
Le *Frêne*		3.500
La *Guimauve*		3.500
Le *Lierre terrestre*		1.600
La *Mauve*		9.200
La *Menthe*		1.800
Le *Pavot* (têtes)		2.900
Le *Pissenlit*		6.900
La *Queue de Cerises*		8.800
La *Reine des Prés*		9.200
La *Ronce*		1.100
La *Sauge*		1.200
Le *Sureau*		1.800
Le *Tilleul*		108.300
Le *Trèfle d'eau*		1.800
Le *Tussilage*		1.300
La *Valériane*		92.700

En somme, les espèces récoltées en Belgique sont extrêmement nombreuses. Presque toutes proviennent de la région méridionale de ce pays, et plus particulièrement de la province du Hainaut où se trouve la plus forte partie des cultures belges de plantes médicinales. Ces cultures peuvent être groupées en deux centres. L'un au nord du Hainaut, qui s'étend de chaque côté de la rivière Dender, et qui comprend les communes de *Lessines*, *Deux-Acren*, *Papignies*, *Ghoy*, *Ogy*, *Wodecq*, *Wannebecq*, *Flobecq*, *Everbecq*, *Overbomaere* et *Sarlardinge* (voir fig. 4). L'autre dans le Hainaut méridional, au voisinage de la frontière française, où il entre en contact avec les cultures de plantes médicinales de la région de Valenciennes, et qui comprend les communes de *Quevaucamps*, *Grandéglise*, *Hensies*, *Pommereuil*, *Quievrain*, *Baisieux*.

Les cultures du Hainaut offrent de nombreuses analogies avec celles du Nord de la France. Là, également, on ne rencontre pas de vastes exploitations consacrées aux plantes médicinales, mais seulement des champs d'étendue plus ou moins grande, voire de toutes petites parcelles. Et de même que celles des environs de Valenciennes, les cultures belges sont toutes familiales. Ce sont principalement de petits cultivateurs qui, à l'aide des membres de leur famille, s'adonnent à la production des plantes médicinales, exploitant ainsi jusqu'au moindre lopin de terre, en raison du bénéfice intéressant qu'ils en retirent. D'une façon générale, ils y apportent les plus grands soins ; toutefois, et cela tient peut-être à la plus grande diversité des espèces produites, il est incontestable que les cultures de la région de Valenciennes sont beaucoup mieux entretenues et d'une plus belle tenue que celles du Hainaut. Au total, c'est environ une centaine d'hectares qui sont consacrés, en Belgique, à la culture des plantes médicinales : 70 environ se trouvent dans la région de Lessines, les 30 autres dans le Hainaut méridional. Les principales espèces cultivées sont, par ordre d'importance : la *camomille*, la *valériane*, la *guimauve*, la *bardane*, la *mauve*, l'*aunée*, le *chardon bénit*, la *bourrache*, l'*angélique*, le *bouillon blanc*, la *menthe poivrée*, la *jusquiame*, le *pavot*, etc.

Pendant la guerre, les Allemands ont su tirer parti de cette production qui se trouvait entièrement en territoire occupé. Chaque année, ils réquisitionnaient la récolte des plantes médicinales de façon à approvisionner leurs hôpitaux et formations sanitaires ; l'excédent était expédié aux grosses maisons allemandes de droguerie et d'herboristerie.

La guimauve, la mauve et le bouillon blanc sont principalement cultivés dans les communes voisines de la frontière française, tandis que la plupart des autres espèces énumérées ci-dessus sont produites dans la région Lessines-Flobecq.

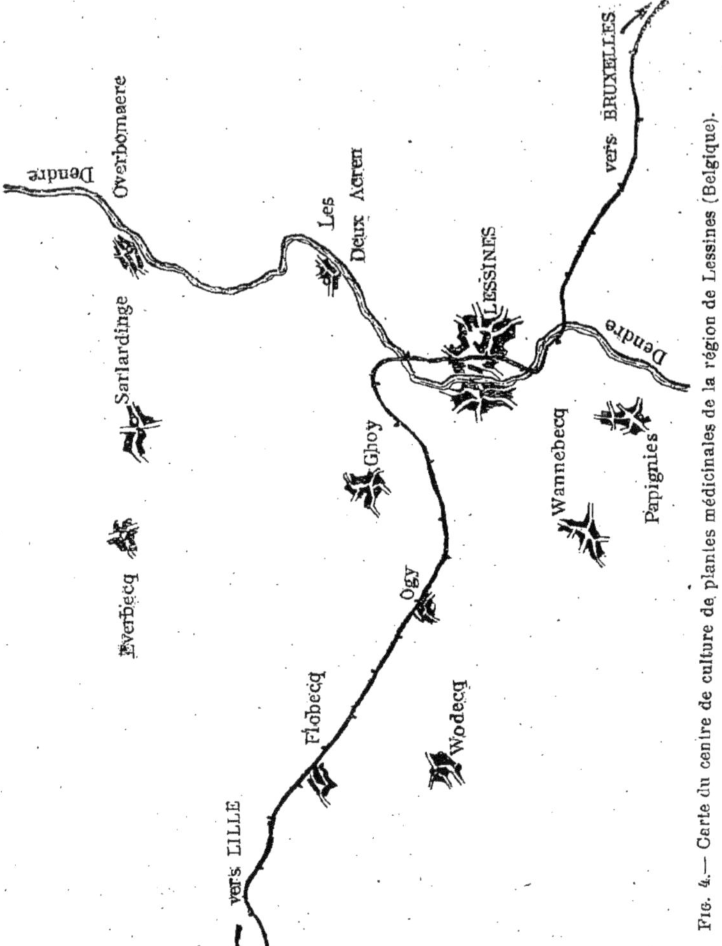

Fig. 4.— Carte du centre de culture de plantes médicinales de la région de Lessines (Belgique).

Parmi les plantes importées de Belgique en France figure, pour une quantité extrêmement élevée, le chiendent. Celui-ci est principalement récolté dans la région de Quevaucamps qui en fournit, chaque année, plusieurs dizaines de tonnes.

Visite aux cultures de la région de Lessines.

Au cours d'une excursion faite à travers le Hainaut, le 20 juillet, les membres du 3e Congrès national de la culture des plantes médicinales ont pu visiter la région de production dont Lessines est le centre, et plus particulièrement les cultures de *Lessines, Ogy, Ghoy, Flobecq* et *Deux-Acren*.

Lessines (1) et Deux-Acren font, l'un et l'autre, un commerce important de plantes médicicinales. De grosses maisons d'herboristerie y sont installées, qui rassemblent les récoltes des petits cultivateurs pour les revendre en gros. Et cependant, malgré la prospérité évidente de cette industrie,on est surpris de voir combien elle est pratiquée ici d'une façon empirique. Les séchoirs que les congressistes ont pu visiter sont, comme dans le Nord de la France, extrêmement rudimentaires. Quant à l'utilisation des machines agricoles, il semble qu'elle y soit encore inconnue ; dans la plupart des cas, les façons culturales sont données à l'aide d'instruments maniés par l'ouvrier. De sorte que rien ne paraît être tenté pour réduire la main-d'œuvre nécessaire à cette culture, et partant pour abaisser le prix de revient des plantes médicinales.

A *Ghoy*, les congressistes ont pu visiter un jardin de plantes médicinales très intéressant. Celui-ci fait, en réalité, exception à la règle, car, ainsi que nous l'avons dit plus haut, la culture de ces plantes, en Belgique, se pratique presque exclusivement en plein champ.

Un grand nombre d'espèces médicinales et aromatiques sont cultivées dans ce jardin où un petit carré, de dimensions très réduites d'ailleurs, est consacré à chacune d'elles. Parmi ces espèces citons : la *mauve*, la *guimauve*, la *menthe*, la *mélisse*, l'*angélique*, la *bardane*, l'*aunée*, la *jusquiame*, le *datura*, le *laurier-cerise*, etc...

Des nombreux champs parcourus par les congressistes dans la région de Lessines-Deux-Acren, ceux qui ont retenu plus particulièrement l'attention de ces derniers étaient consacrés à la culture de la camomille, de la valériane, de la bardane, de l'aunée, de la menthe poivrée.

La *Camomille* cultivée en Belgique, dite Camomille du Nord, est, comme celle du Maine-et-Loire, une variété de l'*Anthemis*

(1) A Lessines, les congressistes ont été reçus de la façon la plus cordiale par M. Emile Mercenier et sa famille qui ont chaleureusement fêté leurs hôtes d'un moment. Que Mme et M. E. Mercenier veuillent bien trouver ici l'expression de nos très sincères remerciements, et de l'excellent souvenir que nous avons emporté de notre passage parmi eux.

nobilis ou Camomille romaine ; mais ses fleurs, d'ailleurs très parfumées, sont de dimensions plus petites que celles de l'Anjou. Elle représente l'espèce qui occupe la place la plus importante dans les cultures de plantes médicinales de Belgique.

Déjà avant guerre, le Hainaut fournissait annuellement une récolte de Camomille atteignant près de 500.000 kilos de fleurs sèches. En 1922, une seule Maison de Flobecq a pu produire 75.000 kilos de Camomille : devant la demande croissante pour ce produit, elle a pris ses dispositions pour porter cette production, en 1923, à 300.000 kilos.

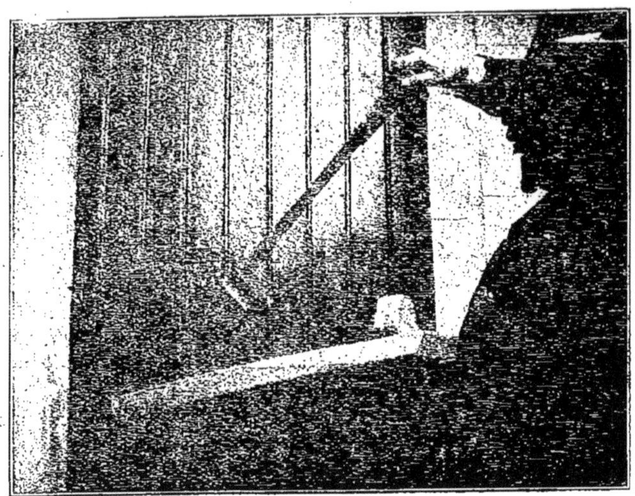

Fig. 5. — Appareil utilisé pour fendre les racines de Valériane.

La *valériane* est cultivée en Belgique sur une échelle presque aussi grande que la Camomille. Lessines et Deux-Acren, sur le finage desquelles cette espèce est presque exclusivement produite, fournissent annuellement près de 300.000 kilos de racines sèches. La culture se fait à l'aide de jeunes plants sauvages que l'on va chercher parfois très loin, jusque dans les terrains marécageux de Ninove et même de Termonde. Repiqués en terrain plus sec et plus maigre, ces plants donnent, par la culture, un produit plus actif.

La drogue récoltée peut être de couleur grise ou noire ; cela tient uniquement à la nature du sol dans lequel la Valériane a été cultivée. Lorsque les souches produites sont trop grosses, on les fend à l'aide d'un appareil très simple, sorte de coupe-racine, constitué d'une lame articulée sur un plateau et munie d'une étoile à six branches coupantes (voir fig. 5).

La *Bardane*, l'*Aunée*, cultivées toutes deux pour leur racine, fournissent chaque année une récolte intéressante voisine de 50 tonnes pour la première, de 20 pour la seconde.

Quant aux champs de *Menthe poivrée* visités par les congressistes, beaucoup d'entre eux ne paraissaient pas être bien tenus. Il semble que la production de cette espèce, jadis assez importante en Belgique tende peu à peu à être délaissée.

G. BLAQUE. F. MORVILLEZ.

V. — Notes sur la culture de la Mauve, de la Guimauve, de la Camomille, de la Valériane, de la Jusquiame, du Houblon.

MAUVE DU NORD.

(*Malva sylvestris* L. var. *glabra* = *Malva glabra* Desr.)

La Mauve du Nord est une forme ou espèce voisine, à grandes fleurs, du *Malva sylvestris*, dont la culture est faite pour plus d'une raison dans le nord de la France, comme nous allons le voir.

Mes remarques personnelles me font penser qu'on ne pouvait mieux choisir, pour la culture de la mauve, que la terre généreuse de nos départements du nord et de la Belgique. Les cultures de mauve du nord que nous avons parcourues étaient indemnes de maladies, les individus étaient vigoureux et chargés de nombreuses et grandes belles fleurs. Le *Puccinia Malvacearum* semble être un parasite anodin dans ces cultures ; j'ai bien observé quelques taches faites sur les feuilles par ce parasite, mais en quantité négligeable quand on songe qu'à Lyon nos cultures de mauves et d'autres malvacées, comme la rose trémière, sont couvertes par ce terrible ennemi au point que souvent la culture est compromise. J'ai pensé que la température du nord, moins élevée et moins constante que celle du midi et du centre de la France, ne permettait pas à ce champignon de se développer avec intensité. J'en suis d'autant plus convaincu que nos semis de mauve faits à Lyon au printemps 1923 ont été couverts de rouille, dès que les plants ont eu quelques feuilles et que la température s'est montrée assez élevée, alors que ces mêmes plants, qui pendant l'été ont perdu leurs feuilles, viennent de pousser à l'automne et de donner des feuilles indemnes de *Puccinia*.

Il y a une étude à faire à ce sujet pour définir les conditions dans lesquelles peut se développer le champignon, pour savoir l'influence de la chaleur et pour faire connaître quelles sont les températures nécessaires au développement de la plante ainsi que les régions dans lesquelles la culture de la mauve du nord pourra être entreprise avec succès. Non seulement on devra enregistrer les températures diurnes, mais aussi celles de la nuit qui sont à mon avis des plus importantes au point de vue des conséquences pour le développement des champignons parasites.

D'après mes observations, il est à peu près certain que la culture de la mauve dans le centre et le midi de la France devient impossible devant l'invasion des feuilles et des tiges de mauve par le *Puccinia Malvacearum* dont la date d'apparition en France, bien que très discutée, est fixée entre 1860 et 1870. Si donc la température joue un rôle important sur le développement du champignon et si grâce à une température moins élevée on peut garantir les cultures contre ce fléau, il faudra créer des champs de culture dans nos montagnes élevées.

Comme on le voit, le nom de mauve du nord donné à cette forme du *Malva sylvestris* est doublement justifié : 1° dans le nord, les plantations sont faites dans des terres qu'il serait difficile de trouver ailleurs à cause de leur qualité, leur profondeur, leur fertilité et leur fraîcheur ; 2° par une température pas assez chaude pour faire développer la Puccinie des malvacées.

Culture de la Mauve du Nord.

Multiplication. — La mauve se multiplie de boutures, de marcottes, de divisions et de graines. Le bouturage est peu employé, car les boutures s'enracinent assez difficilement ; mais ce mode de multiplication devrait être beaucoup plus employé pour propager les meilleurs individus issus de semis, pour l'obtention de racines. Il en est de même du marcottage et de la division. Les boutures sont faites avec des tiges coupées avec talon sur empâtement. Lorsqu'elles sont préparées, elles sont mises en petits pots que l'on place ensuite sous une cloche sur une couche tiède. Les boutures sont assez longues à émettre des racines et aussitôt qu'elles en sont pourvues, on les enlève des pots, on les sépare et on les rempote chacune dans un vase un peu plus grand que l'on place dans un coffre sur couche tiède recouvert de chassis. Les plants poussent rapidement et aussitôt qu'ils sont assez forts ils sont mis en place.

Les cultivateurs se contentent de multiplier la mauve du nord par les graines récoltées généralement sur des sujets de choix, les plus vigoureux ayant les plus grandes et les plus nombreuses fleurs.

Le semis a lieu en pépinière, soit à l'automne, soit au printemps. Les semis d'automne, mis en place au printemps, commencent à fleurir dès le mois de juin, tandis que les plants de semis de printemps ne fleurissent qu'en juillet-août et même plus tard, juste au moment des grandes chaleurs, ce qui est souvent une cause de non réussite des plantations parce que les fleurs sont brûlées par le soleil et les plantes anéanties par la chaleur. Si on n'a pas pu faire de semis à l'automne, on peut cependant, artificiellement, obtenir des plants aussi précoces que ceux provenant des semis d'automne. Dans ce cas, il faut être possesseur de coffres et de chassis. Au mois de février, on constitue une couche de fumier mélangé avec la même quantité de feuilles mortes. Les feuilles mortes ont l'avantage de modérer la fermentation du fumier, de ne pas obtenir une température trop élevée et de la maintenir plus longtemps. La couche aura 50 centimètres de hauteur sur laquelle on pose un cadre en bois ou plusieurs suivant la quantité de plants à produire et sur lesquels, lorsque le semis sera fait, on posera des chassis. Dans le coffre, on met environ 10 à 15 centimètres d'un mélange en partie égale de terre et de terreau. On serre ce mélange avec une dame puis on répand les graines que l'on recouvre par 5 à 10 millimètres de terreau. On arrose et on recouvre le semis de chassis. La germination est assez rapide et vers la fin mars on a des plants à mettre en place.

Le cultivateur préfère faire des semis de mauve du nord à l'automne, et avec raison, car il obtient, *sans grand soin et sans dépense*, des plants de forte taille et de bonne venue pour ses plantations de printemps. S'il y a un gros avantage, il y a aussi un petit inconvénient : les plants ne sont pas toujours assez résistants pour supporter un hiver rigoureux. Dans le nord, où la température n'est ni trop chaude en été, ni trop froide en hiver, les cultivateurs de mauves ont la précaution, pendant la mauvaise saison, de protéger leurs plants contre le froid par une couverture de paille ou de fumier pailleux. A Lyon, même pendant les hivers peu rigoureux, les plants de mauve du nord gèlent facilement. Il est donc impossible de faire des semis en pleine terre s'ils ne doivent pas être garantis du froid pendant la mauvaise saison. Je conseille donc de faire des semis de mauve du nord en automne, dans un coffre ou une bâche que l'on recouvrira de chassis et de paillassons pendant les grands froids. Je recommande aussi de bien les surveiller, de leur donner de la lumière et de l'air toutes les fois qu'il sera possible.

Le sol destiné aux semis doit être profond, bien meuble, perméable, frais et substantiel, car les plants ne possèdent qu'une seule racine pivotante qui s'enfonce rapidement dans le sol.

La planche bien préparée, bien aplanie avec le rateau, les graines sont semées assez claires afin que les jeunes plants soient suffisamment espacés pour leur développement (0 m.,03 environ les uns des autres). Les graines sont enterrées au rateau ou bien en répandant sur la surface de la planche un centimètre de terreau.

On bat le sol avec le dos d'une pelle ou avec une planche, puis on recouvre le semis d'un léger paillis de fumier bien fait pour empêcher l'eau de pluie et d'arrosage de tasser et de faire croûter le sol. On arrose ensuite la planche pour mettre en contact parfait les graines avec la terre, laquelle donnera aux graines l'eau qui leur sera nécessaire pour leur germination. Les arrosages seront continués chaque jour si le besoin s'en fait sentir et on veillera à ne jamais laisser sécher les semis surtout au moment de la germination. La réussite d'un semis tient en grande partie aux soins d'arrosage. Cette année, j'ai eu l'occasion de constater que des semis faits avec les mêmes graines : les uns, bien arrosés au moment de la germination, sont de toute beauté, alors que les autres, mal arrosés pendant la même période, non seulement ne sont pas beaux, mais ont donné un mauvais pourcentage de germination (90 graines sur 100 n'ont pas germé).

Préparation du sol. — La mauve du nord, grâce à son système radical pivotant, demande, pour prospérer, un sol profond, une terre de bonne qualité, perméable, fraîche et substantielle. Le sol doit être défoncé à l'automne à 30 ou 40 centimètres de profondeur pour permettre à la racine pivotante de chaque plant de s'enfoncer sans difficulté profondément dans le sous-sol. Le défonçage a pour but de remuer les couches profondes qui se gorgent d'eau au moment des pluies et qui la cèdent aux couches supérieures au fur et à mesure que celles-ci se dessèchent. D'autres labours suivront soit en hiver, soit au printemps. On profitera de ces labours pour incorporer au sol les engrais destinés aux plantations. Nous conseillons une forte fumure au fumier de ferme et des engrais liquides lorsque les plants seront mis en place et en végétation. Un dernier labour aura lieu au moment de la plantation pour ameublir le sol et ramener à la surface de la terre fraîche, ce qui facilitera la mise en place. Le dernier labour sera suivi d'un hersage et d'un roulage pour aplanir le sol et briser les mottes de terre.

Plantation. — Le terrain ainsi préparé, on trace des lignes distantes les unes des autres de un mètre sur lesquelles on plantera les plants à 80 centimètres de distance.

Les sujets sont mis en place avec plantoirs assez longs pour faire des trous profonds afin de ne pas recourber la racine de la plante au fond du trou. Comme les plants de mauve n'ont qu'une seule racine bien développée, il est nécessaire, pour assurer la reprise, de bien serrer la terre autour d'elle et d'arroser ensuite pour que la terre soit intimement en contact avec la racine.

SOINS A DONNER AUX PLANTATIONS. — Pour activer la végétation des plants il est bon de leur donner, aussitôt après leur reprise, une certaine quantité d'engrais liquide, purin ou matière de fosse.

Pendant le développement de la mauve on fera un ou deux binages pour détruire les mauvaises herbes et ameublir le sol en ayant soin chaque fois de buter légèrement les plants. En cas de sécheresse, ce qui est assez rare dans le Nord, il faudra avoir recours à l'arrosage ; on creusera autour de chaque pied une petite cuvette dans laquelle on verse un ou deux litres d'eau tous les 3 ou 4 jours.

RÉCOLTE DES FLEURS. — La récolte des fleurs commence vers la fin du mois de juin et se continue pendant tout le mois de juillet. Aussitôt après la récolte des fleurs, on coupe les tiges de mauve au ras du sol, on fait un binage assez profond pour ameublir le sol. Si la terre est fraîche, de nouvelles tiges se développent à la base de chaque individu et 6 semaines après on peut commencer à faire une deuxième récolte de fleurs. Si la plantation peut être irriguée, on est certain de faire une nouvelle récolte aussi abondante que la première.

La mauve du nord, quoique très vivace, n'en est pas moins une plante que l'on doit cultiver comme annuelle, car les plantations conservées donnent des récoltes moins abondantes que celle de l'année.

D'après les cultivateurs que j'ai consultés, chaque plant de mauve de bonne venue donne environ 200 grammes de fleurs sèches.

CHOIX DES PORTE-GRAINES. — Les cultivateurs du nord, aussitôt que la floraison des mauves commence à se montrer, attachent un morceau d'étoffe à tous les individus portant des verticilles de fleurs très rapprochés et portant de nombreuses et grandes fleurs. Ce sont là les porte-graines de choix et ils ne tiennent aucun compte des duplicatures que l'on observe sur certains sujets. D'après les cultivateurs du nord, la multiplication des pétales d'un sujet n'a aucune importance ; car les plants possédant ces augmentations de pièces donnent des graines qui ne reproduisent pas ces duplicatures. On constate aussi que certains individus présentent des duplicatures à certains moments et que plus tard les fleurs sont normales. On observe le phénomène inverse chez la camomille ; les premiers capitules sont toujours moins doubles que les suivants.

Au contraire les individus portant des verticilles très rapprochés et de nombreuses fleurs à chacun d'eux produisent des graines qui donnent un pourcentage de 5 % d'individus semblables aux parents. Si ces formes ne se reproduisent pas dans une très grande proportion, elles ont le mérite de fournir par leurs graines des sujets très florifères avec des fleurs très grandes et bien étoffées.

Récolte des graines. — La maturité des graines a lieu au fur et à mesure du développement des fleurs, car un pied de mauve donne des fleurs pendant un mois à six semaines ; donc la récolte des graines comme celle des fleurs doit s'échelonner sur le même laps de temps. Il est donc nécessaire de suivre les plantations tous les 3 ou 4 jours pour récolter les fruits mûrs et ne pas vouloir récolter toutes les graines en même temps.

Souvent les plus beaux individus porte-graines sont plus ou ou moins stériles, les carpelles sont bien formés, mais les ovules sont mal conformés.

Observations. — A propos de la mauve du nord, je ne suis pas tout à fait d'accord avec les cultivateurs qui affirment que les individus de mauve du nord à fleurs doubles ne sont pas intéressants : au contraire, j'ai la ferme conviction que le jour où on aura trouvé une mauve vraiment double donnant des graines se reproduisant, comme la rose trémière, dans un pourcentage de 80 %, on aura fait un grand pas vers l'amélioration de la culture de la mauve. Actuellement je suis un peu de leur avis parce que les duplicatures que nous observons sur quelques individus ne sont pas fixées et que souvent les fleurs sont plus petites, mais le jour où on pourra dire aux cultivateurs : voilà des graines qui vous donneront 80 % defleurs doubles, tous ne voudront plus cultiver que cette dernière parce que les fleurs seront deux ou trois fois plus lourdes et aussi faciles à produire et à récolter.

GUIMAUVE.

(*Althaea officinalis* L. = *Alcea officinalis* L.)

La Guimauve est une jolie plante vivace que l'on utilise parfois pour la décoration des jardins, mais le plus souvent elle est cultivée pour ses propriétés médicinales. Elle est commune aux bords des eaux, dans les lieux frais, dans les marais salins ou le voisinage des sources salées. Son aire de dispersion à l'état sauvage est assez grand ; on la trouve dans presque toute la France, surtout dans la région maritime, dans l'Europe centrale et méridionale, dans l'Asie occidentale et dans l'Afrique septentrionale. Actuellement, on rencontre cette plante en Australie et en Amérique où elle a été introduite depuis un grand nombre d'années.

La culture de la Guimauve est assez ancienne en France ; c'est une des espèces dont Charlemagne prescrivait la culture.

La culture industrielle de la Guimauve officinale est faite dans le nord et le midi de la France, en Italie, en Belgique et en Russie.

Dans le nord de la France et la Belgique, cette culture occupe une très grande surface et elle fournit un produit de 1re qualité, bien supérieur à celui provenant d'Italie, du midi de la France ou de la Russie. Les racines de Guimauve du nord sont plus charnues, elles sont moins fibreuses et moins ligneuses que celles des autres contrées, cela tient à leur culture qui est *annuelle*, et non, comme il est dit dans tous les traités de matières médicales, d'horticulture et d'agriculture, bisannuelle ou même trisannuelle (1).

En fait, dans le nord et la Belgique, la culture de la Guimauve occupe le sol pendant 7 à 8 mois ; elle est plantée en mars-avril et récoltée en octobre-novembre.

Les racines sont détachées de la souche, elles sont lavées avec soin et elles sont portées au séchoir à air chaud.

Culture de la Guimauve officinale dans le nord de la France et la Belgique.

Choix du sol. — La Guimauve officinale demande pour prospérer une terre fraîche, douce, perméable et substantielle. Dans cette partie de la France et la Belgique, on peut dire que le terrain présente toutes les qualités demandées pour la culture des plantes médicinales et qu'il est celui de prédilection pour la Guimauve.

Préparation du sol. — Défonçage de la terre en automne ou pendant la mauvaise saison à 25 ou 30 centimètres de profondeur. Au printemps, le terrain sera fortement amendé par du fumier de

(1) Cariot. — *Flore horticole*, tome 3, p. 170. — « On multiplie la Guimauve officinale d'éclats et de graines. Ce n'est que la troisième année qu'on se sert de la racine, dont on enlève l'écorce pour l'avoir en petits bâtons d'un beau blanc ».

Hérail. — *Traité de Matière médicale*, 1912, p. 98. — « On récolte la souche âgée de deux ans pour l'usage médical ».

Planchon et Collin. — *Drogues simples d'origine végétale*, 1896, tome 2, p. 702. — « La racine de Guimauve destinée aux usages de la Pharmacie se récolte à la fin de la 2e année de plantation ».

Goris et Demilly. — *Culture des plantes médicinales*, 1919, page 53. — « Vers la troisième année de plantation, on arrache les pieds de Guimauve dans le mois d'octobre, les racines sont lavées avec soin et mises au séchoir ».

ferme bien fait, et ce dernier sera enfoui par un labour au mois de mars-avril, puis un dernier labour sera fait avant la plantation.

Choix des plants. — Beaucoup d'auteurs, qui ont écrit sur la culture de la Guimauve, ont dit que les plants destinés à la plantation industrielle devaient être fournis par le semis en pépinière, et qu'au moment de la plantation on devait avoir soin de ne pas détruire la racine pivotante du jeune plant. On peut à la rigueur, lorsqu'on ne possède pas de plants, avoir recours aux graines pour en produire, mais à condition que les sujets soient préparés de la façon suivante. Le semis en pépinière est fait assez clair de manière à laisser assez d'espace pour le développement de chaque pied. Ces plants doivent rester en pépinière pendant toute l'année et ne seront mis en place qu'au printemps de l'année suivante. A l'automne qui suit le semis, on arrache le plant, on coupe la racine au ras du court rhizome ; les rhizomes sont mis en jauge ou en silos en attendant de les mettre en place au printemps suivant. Lorsqu'on possède une plantation de Guimauve, on ne se sert jamais du semis pour produire le plant. Au mois d'octobre-novembre, au moment de l'arrachage des souches, on coupe les racines et l'on met la partie supérieure de la souche en silos dans du sable ou de la terre très meuble. Au moment de la plantation du printemps, on enlève du silos les sommets de souches que l'on y a placées à l'automne et avec un couteau bien tranchant, on enlève des éclats munis d'yeux. Ce sont ces éclats qui vont constituer les plants pour la nouvelle plantation.

Ces boutures ont l'avantage sur les plants de donner un plus grand nombre de racines et cela se conçoit facilement. Un plant muni d'une racine pivotante ne donnera qu'une ou deux racines, mais la racine principale restera prépondérante sur les autres. Au contraire, sur les boutures, il se formera sur tout le pourtour de la blessure un bourrelet cicatriciel sur lequel se développera un certain nombre de racine qui auront la même valeur et au lieu d'avoir à l'arrachage une grosse racine et deux ou trois petites sans valeur, on aura avec les sujets faits de bouture plusieurs grosses racines, bien amylacées et presque sans matière ligneuse. Cela est tout le secret pour produire, en un an, de bonnes racines de Guimauve. Toutes les cultures de Guimauve du nord de la France et de la Belgique sont faites avec des boutures et préparés comme je le dis plus haut. Ce mode de culture, appliqué à la culture de la Guimauve officinale, a l'avantage de n'occuper le sol que pendant 7 à 8 mois et de donner des racines de 1re qualité recherchées par la Droguerie française.

Plantation. — Le terrain bien préparé par des labours, des amendements, des hersages et roulages, est divisé en lignes distantes les unes des autres de 0 m. 80. On trace une petite rigole à la pioche sur chaque ligne de 0 m.5 à 0 m. 8 de profondeur dans laquelle on place une bouture tous les 50 centimètres. La bouture est recouverte ensuite de terre fine. Le bourgeon ne tarde pas à se développer et à venir se montrer à la surface du sol. Généralement, si l'on a eu soin de prendre les boutures avec un œil très gros, on voit sortir du sol un bourgeon vigoureux qui donnera un rameau aérien de 1 mètre à 1 m. 50 de hauteur pendant son développement de l'année.

Soins à donner aux plantations. — Les soins consistent pendant la belle saison en binages et sarclages. Il est cependant bon de buter légèrement les pieds aussitôt que les tiges aériennes ont atteint 0 m. 30 à 0 m. 40 de hauteur. Le butage a pour but de mettre en contact de la plante une plus grande quantité de terre meuble, et aussi de provoquer une moins grande évaporation d'eau dont la plante profitera et tout particulièrement les racines.

La culture de la Guimauve officinale peut être très productive parce que toutes ses parties sont utilisées: feuilles, fleurs et racine, sauf les tiges aériennes. Dans le nord, les cultivateurs ne récoltent ni fleurs, ni feuilles, cette cueillette demande à leur avis une trop importante main-d'œuvre, dont ils ne disposent pas, et actuellement le prix de cette main-d'œuvre serait beaucoup plus élevé que celui des produits de la récolte. Cependant si cette culture était faite au voisinage d'une cité ouvrière, d'un orphelinat ou l'on trouverait une main d'œuvre peu coûteuse, on pourrait trouver dans la culture de la Guimauve une petite source de bénéfice supplémentaire.

Récolte de la racine. — L'arrachage de la Guimauve officinale s'effectue à l'aide d'une fourche à deux dents très fortes, très lourde. Cette fourche à deux dents est enfoncée assez profondément pour soulever en même temps que la plante, la terre qui l'entoure afin de ne pas casser les racines. La plante est ensuite séparée de la terre, elle est transportée vers le lavoir pour la débarrasser des parcelles de terre qui sont restées attachées à son écorce. Les racines sont alors séparées de la souche, la souche est mise en silos pour la plantation du printemps suivant et les racines sont portées au séchoir.

CAMOMILLE ROMAINE.

(*Anthemis nobilis* L.).

La camomille romaine est une plante vivace qui croît à l'état sauvage dans le Sud et l'Ouest de l'Europe, à Madère, aux Açores, en Angleterre. En France, elle se développe dans les pelouses sablonneuses, aux bords des étangs et dans les lieux frais. Elle est rare ou nulle dans l'Est et le Sud-Est et le littoral méditerranéen. Elle est assez commune le long de certaines grandes routes, sur les rives de la Loire, de l'Indre, de la Mayenne et du Cher, aux environs de Paris, etc.

La camomille romaine est l'objet de vastes cultures, en Anjou, dans le nord de la France, en Belgique, etc On ne cultive pas la camomille à fleurs simples, mais seulement sa variété à fleurs très pleines (c'est-à-dire que les fleurs tubuleuses du centre deviennent ligulées, semblables à celles de la périphérie et prennent une couleur blanchâtre). Dans l'Anjou, lorsque l'on traverse la région où on cultive la camomille, on voit de place en place un tapis d'une si grande blancheur que l'on croirait à une forte couche de neige.

Cette variété à fleurs doubles est non seulement cultivée comme plante médicinale, mais surtout comme plante industrielle. Les vermouthiers demandent un tonnage très important de camomille; certaines maisons utilisent pour la fabrication jusqu'à 80 tonnes.

Culture.

La camomille demande pour prospérer un sol de choix et une température assez chaude sans vent brûlant. Le terrain doit être frais, perméable, très divisé et substantiel. Le climat qui lui convient le mieux est celui de l'Anjou, du nord de la France et de la Belgique parce que la température n'est pas trop froide en hiver, ni trop chaude en été. Le chaud climat de Lyon et du Midi de la France ne permet pas d'entreprendre la culture de ce végétal dans ces régions. J'ai essayé de cultiver la camomille dans notre jardin d'expérience de Bron, le plant s'est assez bien développé pendant les belles journées du mois de mai et du mois de juin; mais aussitôt que la chaleur est venue, j'ai vu les plantes flétrir, malgré les arrosages, les capitules diminuer de grandeur La pluie de septembre et la température moins chaude que nous avons eue dans ce mois ont permis à mes plants de développer des drageons et de donner encore quelques capitules.

Multiplication. — La multiplication de la camomille se fait par division des touffes et rarement par graines. Les graines sont rares dans les capitules à fleurs doubles, cependant on peut en trouver quelques-unes. J'ai pensé faire œuvre utile en essayant de produire quelques graines et faire des semis. Les plants issus de semis seront plus vigoureux et parmi eux on aura la chance de rencontrer quelques individus plus florifères, moins délicats et surtout à capitules plus grands. La clientèle pharmaceutique réclame de grosses têtes de camomille, elle consomme les petites, mais elle consentirait à payer un peu plus cher à condition qu'on lui fournisse un produit de choix.

Les graines sont semées en terrines au printemps. Les terrines sont placées ensuite sur une couche tiède dans un coffre recouvert de chassis. Les graines germent rapidement et aussitôt que les plants ont quelques centimètres de hauteur, ils seront repiqués en pépinière dans des terrines ou en pleine terre sous chassis. Si les semis ont été faits en février, les sujets seront assez forts en juillet pour donner une abondante floraison. On choisira les individus possédant les caractères d'une plante supérieure aux parents, soit comme vigueur, soit comme grandeur de capitules. On fera une sélection rigoureuse des individus et l'on prendra des graines sur les nouveaux venus et ainsi de suite jusqu'au moment où l'on aura obtenu un plant de tout premier mérite.

La multiplication par drageons est facile ; après la floraison les tiges aériennes florales sont coupées et on laisse développer les stériles qui se couchent sur le sol et émettent de nombreuses racines. Le champ qui a produit des fleurs est conservé jusqu'au moment de faire une nouvelle culture. La plantation se fait plus ou moins tôt, plus ou moins tard, suivant les régions. C'est ainsi qu'elle a lieu en janvier dans l'Anjou et qu'elle ne se fait qu'en avril-mai dans le nord de la France et en Belgique.

Préparation du sol. — Le sol doit être défoncé à 30 ou 40 centimètres de profondeur. D'autres labours seront faits moins profonds et l'on en profitera pour enfouir les engrais qui doivent être copieux pour cette culture. Un dernier labour est fait au moment de la mise en place du plant. Le terrain est bien hersé et roulé pour le niveler et briser les mottes de terre.

Plantation. - Le sol est tracé en lignes distantes les unes des autres de 0 m. 50 ou même 0 m. 80. Dans le nord, elles ne sont distantes les unes des autres que de 0 m. 40. Les plants arrachés dans le champ de l'année précédente sont mis en place à raison de 4 au mètre. Les sujets sont plantés au plantoir, on serre bien la terre autour du plant et l'on arrose s'il fait chaud pour faciliter la reprise. Le plant pourvu de racines prend rapidement, émet de nouvelles racines et pousse vigoureusement.

Soins. — Les soins à donner aux plantations consistent à faire des binages pour détruire les mauvaises herbes et ameublir le sol. Dans le nord, au moment où la plante montre ses boutons floraux et si le terrain est frais, on arrose chaque touffe avec de l'engrais liquide, en particulier avec du purin. Les cultures ainsi entretenues que nous avons visitées dans le nord, et la Belgique étaient très vigoureuses et nous avons constaté que la récolte serait très avantageuse, car les capitules étaient très nombreux et, grâce à la vigueur des sujets, seront très gros.

Nous retenons que, pour réussir une culture de camomille, il faut une terre fraîche et substantielle et une température qui ne soit ni trop chaude en été, ni trop froide en hiver.

VALÉRIANE.

(*Valeriana officinalis* L.).

Le genre *Valeriana* comprend environ 150 espèces habitant l'Europe, l'Asie, l'Afrique, l'Amérique. La plupart ont une saveur amère et une forte odeur qui agit puissamment sur le système nerveux. Dix espèces appartiennent à notre flore de la France et de la Corse dont une est utilisée et cultivée pour son emploi en médecine : c'est le *Valeriana officinalis*.

La valériane officinale comprend deux variétés : une à feuilles étroites (*Valeriana angustifolia* Tausch) que l'on rencontre mélangée à l'espèce mais assez commune dans les tourbières, et une autre à feuilles plus larges et plus grande (*Valeriana excelsa* Poir. = *Valeriana sambucifolia* Mik.) Cette dernière variété se rencontre dans les prairies humides et au bord des eaux, surtout dans le centre, dans l'Est, le Nord et dans les Pyrénées. Pierlot a signalé, il y a quelques années, deux variétés dans la valériane officinale des flores françaises, l'une *sylvestre* qui jouit des propriétés généralement attribuées à l'espèce, l'autre *palustre*, beaucoup moins active. Timbal-Lagrave a, depuis, démontré que la variété sylvestre est la seule qui doive être rapportée au *Valeriana officinalis* de Linné. La variété palustre n'est autre chose que le *Valeriana sambucifolia* Mik., qui se distingue de l'espèce officinale, par l'absence de souches, par une odeur peu désagréable, par des feuilles à segments oblongs-lancéolés, le terminal trifide et par une inflorescence plus serrée.

En fait, les auteurs ne sont pas d'accord sur l'identité du *Valeriana sambucifolia* ; les uns le rapportent à la valeriane officinale, les autres au *Valeriana excelsa* et d'autres en font une espèce distincte.

Quoi qu'il en soit, j'ai cultivé et j'ai vu de nombreuses cultures, dans le nord, de cette espèce et je puis dire que c'est une plante d'une vigueur très grande, double de celle de la valériane officinale. Cette valériane est très drageonnante, sa multiplication est facile et en peu d'années on peut posséder de grandes surfaces de culture de cette espèce.

Il y a quelques années, j'ai eu l'occasion d'adresser à un cultivateur 8 kilos de drageons ; 2 ans après, celui-ci nous montrait 5 hectares de *Valeriana sambucifolia* provenant uniquement de ces drageons.

Culture de la Valériane.

Multiplication. — La valériane officinale, variété à feuilles de sureau, se multiplie de graines et de drageons. Le semis n'est jamais utilisé, mais il y a intérêt à le faire lorsqu'on veut améliorer telle ou telle forme observée. La graine est assez difficile à récolter, car la maturation des fruits se fait successivement pendant plus d'un mois. Comme ils sont légers et pourvus d'une aigrette, ils sont transportés très facilement par le vent. Les graines sont mises en stratification dans le sable dès le mois de novembre ; au printemps suivant, elles sont semées en terrines, en pots ou en pleine terre dans une bâche. Les graines germent facilement, les jeunes plants se développent assez rapidement ; lorsqu'ils sont forts, on les repique en pépinière en les espaçant de 10×10 centimètres. Les plants restent en pépinière jusqu'à l'automne ou au printemps qui suit suivant que l'on plante en fin de saison ou en hiver. Au moment de la mise en place ils sont arrachés ; on choisit les drageons déjà nombreux que l'on plante en pleine terre à demeure. La multiplication par divisions s'opère comme je l'ai dit plus haut pour les plants de semis ; mais, au lieu de prendre des drageons sur des semis, ils sont détachés de pieds de la culture précédente.

Choix du sol. — La valériane, pour prospérer, demande un sol frais, plutôt humide que sec, profond, perméable et substantiel.

Préparation du sol. — Le sol est défoncé pendant la mauvaise saison, il est amendé avec du fumier de ferme bien fait. Au printemps, mars-avril, on fait un dernier labour suivi d'un hersage.

Plantation. — Le terrain ainsi préparé, on trace des lignes avec la houe de 10 centimètres de profondeur et séparées les unes des autres de 0 m. 60 à 0 m. 80, les drageons sont plantés ensuite à 0 m. 20 les uns des autres et ils sont ensuite recouverts par un hersage ou avec le dos d'un rateau. Si la terre est meuble, il sera bon de passer le rouleau ou le pied sur les lignes pour bien serrer le sol aux boutures pour faciliter la reprise.

RÉCOLTE. — L'arrachage a lieu à l'automne, octobre-novembre, c'est-à-dire pendant toute la période de repos de la plante. On arrache à la pioche, on sépare les drageons de la souche ; cette dernière et les racines sont mises à part et sont portées au lavage puis au séchoir à air chaud. Les drageons peuvent être plantés à demeure dans un champ préparé à l'avance ou bien ils sont mis en jauge pour une plantation de printemps. D'après M. JAY, de Montbrison, cette valériane produirait 10 fois plus que la valériane officinale.

SOINS A DONNER AUX PLANTATIONS. — Les soins consistent à détruire les mauvaises herbes, à biner la surface du sol pour l'entretenir meuble pendant la période de végétation. Dans le nord de la France, la valériane est plantée plus épaisse ; les lignes n'ont guère que 0,40 entre elles et les plants 0,15 entre eux.

JUSQUIAME.

(*Hyoscyamus niger* L.)

La jusquiame noire est employée, en médecine humaine et vétérinaire, pour ses feuilles et ses semences.

C'est une plante bisannuelle, qui croît dans toute la France, autour des villages, des hameaux, des fermes, sur le bord des chemins, des fossés et dans les décombres. Les chèvres et les vaches la broutent sans inconvénient, les cochons et les brebis la recherchent.

Le genre *Hyoscyamus* comprend environ 14 espèces, répandues aux Canaries, en Europe, et dans le nord de l'Afrique.

Deux espèces seulement appartiennent à la flore française, ce sont les deux plus importantes : *Hyoscyamus niger* L. et *Hyoscyamus albus* L. Ces deux plantes possèdent chacune une variété élevée au rang d'espèce. Ce sont : *Hyoscyamus niger* L. var. *pallidus* = *Hyocyamus pallidus* W. K., et *Hyoscyamus albus* L. var. *major* = *Hyoscyamus major* Mill.

La jusquiame noire se rencontre dans toute la France, tandis que la Jusquiame blanche affectionne la région méditerranéenne ; elle pousse sur les rochers, même au voisinage de la mer ; elle croît en abondance sur les murs et les rochers du Midi, du Roussillon, Languedoc, Provence et Corse.

La Jusquiame noire,à côté de sa variété botanique,a donné naissance dans les cultures à une race physiologique *annuelle*, accomplissant son cycle biologique la même année du semis.

Au point de vue biologique, cette forme est intéressante ; mais au point de vue cultural, cette forme est à rejeter comme produisant moins de feuilles et de fruits que le type bisannuel. Les graines, semées au printemps, donnent des plants qui forment une rosette de petite taille, et la tige florale ne tarde pas à s'allonger pour porter des fleurs et des fruits, mais la tige florale est loin de présenter l'envergure d'une plante bisannuelle,ce qui est un grave défaut pour cette forme. Je ne puis mieux comparer cette forme qu'à ce qui se produit pour l'épinard. Si vous semez de l'épinard en juin il monte tout de suite en graines et vous ne pouvez pas récolter de feuilles ; si au contraire vous le semez en septembre, le plant donne de larges feuilles pendant toute l'arrière saison,l'hiver et le printemps et monte à graines en mai.

On cultive la Jusquiame comme annuelle,parce que la Droguerie ne demande que des feuilles et rarement des semences ; comme le développement maximum des feuilles est terminé à l'automne, on cueille la plante entière et on ne laisse de cette culture que quelques individus pour la production des graines nécessaires au semis de l'année suivante.

Culture.

Choix du sol. — D'après l'habitat de ce végétal,on constate qu'il pousse toujours dans les sols riches, c'est-à-dire dans les jardins, la cour des fermes, où il se trouve de l'azote en quantité. La Jusquiame demande donc pour prospérer un sol meuble, profond, frais et substantiel.

Le terrain reçoit un certain nombre de labours pendant la mauvaise saison pour ameublir le sol et enfouir les engrais copieux que l'on doit fournir à ce végétal. Après le dernier labour, on passe la herse et le rouleau pour applanir le sol et briser les mottes de terre. En mai-juin le sol est tracé de lignes à la petite pioche, distantes de 0,60 les unes des autres et 3 centimètres de profondeur.

Semis. — On sème les graines à la volée, assez épaisses dans chaque petite rigole ; on recouvre les graines au moyen d'un rateau et l'on marche sur la ligne pour serrer la terre aux graines.

Aussitôt que le plant a pris deux ou trois feuilles on fait un premier binage pour détruire les mauvaises herbes et l'on profite de ce travail pour l'éclaircir. On doit laisser un sujet environ tous les 20 centimètres. Pendant le développement de la plante il est bon de faire un ou plusieurs binages pour faciliter le développement de la Jusquiame. En automne, on possède des plantes, avec une forte rosette de grandes et belles feuilles. Si l'on veut retirer le maximum de récolte, on coupe à l'automne la plus grande partie des feuilles et on laisse la plante en place. Au printemps suivant les sujets émettront encore de nombreuses feuilles que l'on récoltera aussitôt que la tige florale commencera à se montrer.

Dans le Nord de la France et la Belgique, la culture de la Jusquiame est assez importante, les plantations proviennent de graines semées directement comme je le dis plus haut, mais les lignes sont plus rapprochées 30 à 40 centimètres de distance au lieu de 0,60. Dans cette région du Nord, on peut facilement faire des cultures en pleine terre, parce que la terre sèche moins que dans le Centre et le Midi de la France.

Au moment de faire les semis de la Jusquiame, il fait déjà chaud, la terre est souvent sèche, et il s'ensuit que les graines ne trouvent pas assez d'humidité pour germer ; les plantations, de ce chef, sont très irrégulières, les graines n'ont pas toutes germé, et les quelques plants que l'on aperçoit poussent très lentement, ils sont chétifs et ne donnent que de petites rosettes à l'automne. Ce procédé de faire une plantation de Jusquiame paraît au premier abord plus rapide que le précédent, mais l'on a pas compté avec les aléas qui sont nombreux, ainsi qu'il vient d'être dit.

Dans certaines cultures on procède autrement et au lieu de livrer les graines directement à la pleine terre, on les sème sur couche vers la fin du mois de février. Sur une couche de fumier mélangée avec des feuilles mortes ayant 0,50 de hauteur, on place des coffres dans lesquels on met 0,15 à 0,20 de terre bien sablonneuse mélangée en partie égale avec du terreau. On serre la terre et l'on sème les graines assez clair de manière que les plants ne se nuisent pas entre eux pendant leur développement avant leur mise en place. Elles sont recouvertes par 0,05 de terreau bien fin, on arrose et l'on recouvre le coffre de chassis. Chaque jour on, donne un léger bassinage au semis pour entretenir de l'humidité au sol ; au bout de quelques jours, les graines sont germées et les plants sont bons à mettre en place 6 semaines après l'époque du semis, c'est-à-dire vers le 10 ou 20 avril.

Le terrain préparé comme pour le semis est tracé de lignes à 0,60 de distance, sur lesquelles on plante la Jusquiame à 0,30 ou 0,40 de distance. Si la plantation est faite dans le courant avril, on peut en juillet couper un certain nombre de feuilles ayant atteint 0,30 ou 0,40 de longueur et 0,10 à 0,15 de largeur.

Les plantations de Jusquiame noire bisannuelle donnent environ 6 à 10 fois plus de poids de feuilles que la Jusquiame noire annuelle. La récolte de feuilles fraîches est très variable suivant les plantations, mais on peut l'évaluer approximativement à 10.000 kilos à l'hectare (Goris et Demilly) et à 2.000 kilos de feuilles sèches.

Récolte des Graines. — Trop souvent, en agriculture et en horticulture, on ne tient pas compte de la sélection ; cependant, c'est là que se trouve tout l'avenir de la culture Si l'on examine un champ d'une plante cultivée, un œil un peu observateur y trouve un grand nombre de variations qui sont toutes plus intéressantes les unes que les autres : taille, facies, grandeur des fleurs, nanisme, floribondité, grandeur des feuilles, etc. Dans le cas de la culture de la Jusquiame, que lui demandons-nous de fournir ? des feuilles très longues, bien épaisses pour qu'elle nous donne une bonne récolte. Que faut-il faire pour améliorer cette plante ? il faudra choisir des graines ayant poussé sur des sujets de choix, possédant de grandes et belles feuilles. Ce sont ces graines que l'on sèmera l'année suivante et l'on continuera ainsi chaque année jusqu'au moment où l'on aura trouvé une plante de choix. La matière vivante étant si changeante de forme, il est impossible de réaliser la perfection chez les végétaux.

Aussitôt la maturité des graines qui a lieu vers la fin juillet commencement août, on cueille sur les épis les plus belles capsules, c'est-à-dire celles qui sont placées vers le milieu de l'épi. Une capsule peut fournir 500 graines et une plante bien fructée peut donner 200 à 300 capsules dont seulement 100 peuvent être conservées pour la production des graines. Les graines bien séchées à l'ombre sont mises dans de petits sacs en toile et ne seront semées qu'au printemps suivant.

HOUBLON.

(*Humulus Lupulus* L.).

La culture du houblon est très ancienne ; il en serait déjà question dans les chartes accordées à diverses abbayes du temps des Carlovingiens. On rapporte que le fameux Jean-sans-Peur, duc de Bourgogne et comte de Flandre, décerna dans ce dernier pays aux plus habiles créateurs de houblonnières des médailles d'or à l'effigie même de la plante.

C'est à partir de 1805 que cette plante précieuse a commencé à être propagée en Alsace, grâce à un brasseur d'Hagueneau.

Aujourd'hui encore aux environs de Molsheim, de Wissembourg, etc., on récolte une grande quantité de houblon.

De l'Alsace, la culture du houblon a gagné les Vosges, la Lorraine et la Bourgogne ; enfin elle s'est propagée dans le Pas-de-Calais, la Seine-Inférieure et le département du Maine-et-Loire.

En 1840, la culture du houblon était répandue sur le sol français et occupait une superficie de 826 hectares ; plus tard on comptait 1.000 hectares.ce qui était encore insuffisant,car nous demandions toujours aux pays étrangers de grandes quantités de houblons. En 1855, l'excédent des importations a été de 1.300 tonnes et en 1857 de 1.120 tonnes. L'Angleterre cultive de 24 à 30.000 hectares de houblon. L'Allemagne en produit de grandes quantités ; la Bavière et la Bohême se distinguent par la qualité.

Le houblon est une plante vivace, grimpante, volubile à droite, dont les tiges mesurent de 6 à 8 mètres de hauteur. Les feuilles opposées sont disposées sur des nœuds de 0 m. 30 à 0 m. 35 de distance. Le houblon est dioïque : les fleurs mâles sont disposées en panicules ; les fleurs femelles en panicule d'épi. Chaque épi constitue un cone de la grosseur d'un bout de doigt. Lorsque les fleurs sont fécondées, il se forme à la base de chaque bractée un fruit de la couleur et de la forme d'un grain de mil.Chaque écaille du cone est couverte d'une poussière très aromatique que l'on nomme *lupulin*.

Les cones non fécondés se développent comme les autres et bien que chaque semence se trouve avortée, le *lupulin* qu'ils contiennent est abondant. Toutefois, on s'attache en certains pays à mettre çà et là, dans les houblonnières, quelques pieds mâles, environ un pour cent. On croit que la fécondation qui résulte de cette présence hâte la maturité et augmente la quantité de la récolte.

Pour que le produit final d'une houblonnière soit abondant, le houblon demande une chaleur soutenue sans aridité. Les brouillards, les temps humides et froids, une sécheresse persistante sont tout à fait contraires au bon développement de ce végétal. En France,c'est le climat de l'Alsace, de la Lorraine et du Nord qui paraît lui convenir le mieux.

Comme le houblon aime l'air et le soleil, il importe de ne pas le planter dans les lieux ombragés. On doit, d'autre part, éviter les endroits exposés aux grands vents, à la poussière des grandes routes, aux exhalaisons des marécages. Enfin, il convient que la houblonnière soit abritée du côté du nord, pour éviter les vents froids nuisibles. Un hectare de houblon enlève au sol chaque année 140 kilogrammes d'azote, c'est-à-dire la quantité qui existe dans 35.000 kg. de fumier. Le houblon se plaît sur les limons perméables, profonds, substantiels, que l'on trouve dans un grand nombre de vallées et tout particulièrement dans le nord de la France et la Belgique.

Culture du Houblon.

Multiplication. — On multiplie le houblon par divisions et par graines. Le semis est peu employé ; mais, à mon avis, on devrait l'employer davantage pour rechercher des individus plus productifs et de meilleure qualité. Le cultivateur a l'habitude de multiplier le houblon par division de souches. Il choisit, au printemps, de bons drageons munis de racines qu'il arrache aux pieds mères de sa houblonnière. Bien que les plants proviennent de la même souche, il arrive souvent que les individus sont différents les uns des autres par la vigueur et la fertilité. Ici, comme en culture fruitière, on peut dire que chaque bourgeon ou drageon peut être un individu nouveau. Pour les arbres fruitiers, on a amélioré certains fruits comme « Passe Crasane » qui de très petit est devenu gros et même très gros grâce aux patientes observations de pomologistes français. Je recommande donc de marquer les meilleurs plants donnant le plus grand rendement et les plus grands cônes de la plantation. Les plants pour une nouvelle plantation seront pris seulement sur les pieds marqués. Voulez-vous une observation sur le choix des plants ? Un vigneron possédant quelques arpents de terre parcourait son vignoble au moment de la maturité, il marquait d'un signe particulier les rameaux les plus productifs. Ces rameaux, par ce signe, acquéraient le grade de caporal. L'année suivante, si ce même rameau s'était maintenu avec sa même fertilité, il était nommé sergent et l'année suivante lieutenant. Ce n'est que lorsque le rameau avait acquis le grade de lieutenant que le vigneron le coupait pour en faire une bouture. Par la sélection des bois d'une même variété, il était arrivé à avoir une production double et triple de celle de ses voisins. Je suis convaincu qu'avec le houblon on arriverait au même résultat. Les plants de houblon détachés des pieds-mères peuvent être mis directement en place, mais il est préférable de les planter en pépinière pendant une année ou deux. Pendant cette période d'élevage, le plant émet de bonnes racines qui lui permettront, à la mise en place, de reprendre plus facilement ; il y aura moins d'insuccès dans la plantation, ce qui est un gros avantage pour le cultivateur. Les planches destinées à recevoir les drageons seront larges de un mètre et séparées par un sentier de un mètre pour faciliter le passage. La terre sera de bonne qualité, profonde, meuble et substantielle. Pour faciliter l'enracinage des plants, il est bon de les arroser de temps en temps, car plus les sujets seront forts à l'automne, plus on aura de chance de succès dans la plantation.

Les drageons peuvent être plantés au plantoir, mais il est préférable de les planter à la bêche. On ouvre une tranchée, soit en long, soit en travers de la planche; on place dans la première tranchée des drageons à 0 m. 50 les uns des autres que l'on recouvre avec la terre de la seconde tranchée et on continue de même dans toute la planche. Il faut avoir soin, après avoir couvert les racines, de bien serrer la terre en marchant par dessus. On finit de garnir la première tranchée et on plante la seconde, de même que la première en laissant entre chaque ligne 0 m. 40 de distance.

Préparation du sol. – Pour établir une houblonnière, on doit commencer par défoncer le sol sur une profondeur de 60 à 80 centimètres. On profite du défoncement pour amender en y incorporant du fumier, bien fait, de ferme. Comme la plantation se fait en lignes très écartées, certains cultivateurs, au lieu de mettre le fumier sur toute la surface du sol, le conservent et le placent au fond de chaque trou où l'on doit placer un pied de houblon.

Plantation du Houblon. — Le terrain, bien préparé par des labours profonds, bien aplani par un hersage et un roulage, on trace à la pioche des lignes distantes les unes des autres d'au moins 3 mètres, ou même 3 m. 50. Sur chaque ligne on creuse des trous à 1 m. 20 ou 1 m. 50 les uns des autres ayant 30 × 30 × 30 ou 50 × 50 × 50, si l'on veut y incorporer du fumier avant de planter. Les plants retirés de la pépinière sont mis en place dans les trous préparés, à raison de un ou deux plants par trou suivant la force de ceux-là.

Les sujets sont recouverts d'au moins 10 à 15 centimètres de terre bien fine.

Pour faire une plantation de houblon avec les drageons arrachés directement aux anciens pieds, on placera dans chaque trou 3 ou 4 boutures de la grosseur du petit doigt, longue de 15 à 20 centimètres et pourvues de 3 ou 4 bourgeons.

Travaux à faire à la plantation de première année. — Pendant toute la belle saison, le sol doit être sarclé et on utilisera pendant la première année les intervalles par une plantation de légumes (choux, pommes de terre, betteraves, etc.).

Les tiges qui se développent sont liées ensemble, mais il convient mieux de les faire grimper.

Aussitôt après l'hiver, on remplace les manquants et on déchausse les pieds réussis pour enlever avec une serpette bien tranchante, les tiges aériennes sèches de l'année. On enlève ensuite les rejetons qui se montrent çà et là autour des pieds mères. On profite de l'hiver qui suit la plantation pour planter les piquets destinés à faire grimper le houblon. Le mode le plus simple et le plus anciennement utilisé pour faire grimper le houblon est de placer des perches de 7 à 8 mètres de hauteur ; elles sont enfoncées assez profondément pour pouvoir résister aux vents lorsqu'elles sont chargées des tiges feuillées de houblon. Actuellement, les houblonnières avec perches sont peu nombreuses, car s'il est facile de les établir, ce procédé offre l'inconvénient d'obliger les cultivateurs, chaque année, à arracher et à replanter les perches. On arrache les perches au moment de la récolte, car il serait impossible d'aller cueillir le houblon vers le sommet. On profite de l'arrachage des perches pour les réparer et les remplacer, si elles sont mauvaises. Dès le printemps, elles sont remises en place pour faire grimper le houblon. Le plus grand nombre de houblonnières, surtout dans le Nord, est pourvu d'un système pour faire grimper le houblon que l'on a copié sur un système employé en Angleterre. Depuis longtemps ce système a été préconisé par des agronomes distingués, Denis des Vosges et Mathieu de Dombasle qui ont proposé de remplacer les perches par des fils de fer tendus horizontalement et verticalement.

Beaucoup de cultivateurs sceptiques n'ont pas voulu essayer ce nouveau système qui était condamné à l'avance par la plupart des livres qui disent que le houblon ne peut pas grimper sur le fil de fer. Il n'en est rien, le houblon grimpant aussi bien sur le fil de fer que sur le bois. Petit à petit le procédé nouveau a fait tache d'huile et maintenant la plupart des houblonnières sont établies sur fil de fer.

Etablissement d'une houblonnière sur fil de fer. — La plantation datant d'un an, on établit le système à fil de fer pour faire grimper le houblon au printemps suivant.

Je suppose une plantation de 150 mètres de longueur, les lignes sont distantes de 4 mètres. On plante aux deux bouts de chaque ligne un piquet de la grosseur et de la longueur d'un poteau télégraphique. Ces deux piquets (A) sont plantés *obliquement, en dehors,* vers la bordure du champ et leur sommet doit se trouver à 6 mètres au-dessus du sol. D'autres piquets (B) de même forme sont plantés verticalement tous les 10 mètres sur la ligne. Lorsque les gros poteaux sont en place à chaque bout, on plante un piquet (E) que l'on enfonce jusqu'à la surface du sol. On attache à ces piquets le fil de fer (D) qui est ensuite attaché au sommet de poteau (A) et (B). Au moyen d'un raidisseur on fait tendre le fil de fer (D). Au pied de chaque plant de houblon, on plante un piquet (C) sur lequel on attache un fil de fer vertical. Ce fil de fer rejoint le fil de fer horizontal (D) et il est attaché à ce dernier par un bout de ficelle. C'est autour des fils de fer verticaux que s'enrouleront les tiges de houblon.

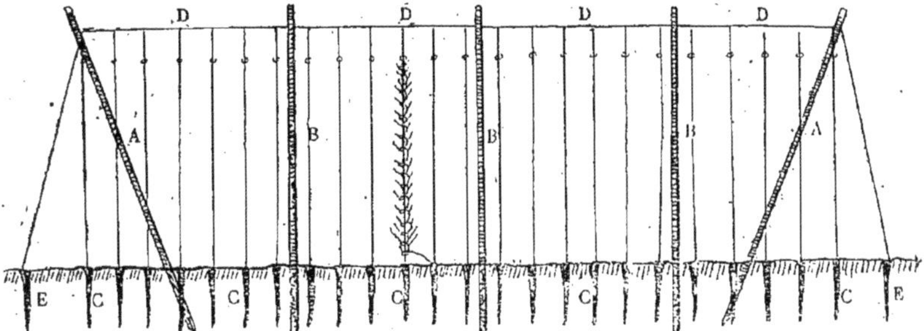

Fig. 6. — Schéma de la disposition des poteaux et des fils de fer dans une houblonnière.

Le houblon possède deux sortes de tiges les unes longues, volubiles ; les autres, latérales aux premières, non volubiles, courtes qui se chargent d'inflorescences.

Les tiges latérales sont rares et stériles à la base des volubiles. Les cultivateurs, pour les obtenir jusqu'au sol, au lieu de faire grimper les tiges volubiles sur le fil de fer placé au pied de chaque plante, les font grimper sur le fil de fer voisin en couchant sur le sol les tiges vers leur base (voir fig. 6).

Taille du houblon. — La taille du houblon est une opération très importante ; elle a pour but de supprimer toutes les tiges inutiles et de conserver les plus vigoureuses susceptibles de donner une grande quantité de cônes.

Aussitôt que les tiges du houblon ont atteint 20 à 30 centimètres de hauteur, on choisit 2 ou 3 tiges les plus vigoureuses que l'on attache au piquet et toutes les autres sont supprimées.

Cueillette du houblon. — La cueillette du houblon se fait en septembre-octobre, aussitôt que les cônes sont bien constitués. Dans les plantations à perches, on arrache ces dernières et l'on récolte les inflorescences sur les perches couchées.

Pour les plantations établies sur fil de fer, il suffit de couper la ficelle au ras du fil de fer horizontal, à l'aide d'un couteau emmanché à l'extrémité d'une longue perche ; le fil de fer tombe avec la plante qu'il porte. On cueille les cônes sur la plante couchée.

Les cônes sont ensuite portés au séchoir à air chaud (voir p. 26).

Soins a donner aux cultures de houblon. — Les cultures de houblon peuvent durer de 12 à 15 ans et même plus ; mais, à partir de 15 ans, la production diminue très sensiblement et il y a déjà un certain nombre de manquants que l'on ne peut plus remplacer parce que les nouveaux plants seraient anéantis par les anciens.

Les soins à donner à une plantation de houblon pendant la belle saison consistent en nombreux binages pour détruire les mauvaises herbes et ameublir le sol. En hiver, on remplace les piquets mauvais, on attache les fils de fer, on coupe et on fait brûler les tiges mortes. On profite des labours d'hiver pour enfouir les engrais que l'on doit fournir en grosse quantité, environ 35.000 kilogrammes à l'hectare.

Cl. Abrial,

Conservateur des Collections de Matière médicale à la Faculté de Médecine et de Pharmacie de Lyon.

VI. — Note sur la culture de la Chicorée (1).

Préparation du sol. — Engrais.

1° Avant l'hiver, après enlèvement de la récolte qui précède, on passe à l'extirpateur deux ou trois fois et à 8 jours d'intervalle pour faire germer et détruire les plantes adventives, c'est le déchaumage.

Puis on laboure profondément le sol, de 0 m. 40 à 0 m. 50 de profondeur, qui est la longueur que prennent les racines, en ayant soin de ne pas mélanger la terre du sous-sol à la terre arable. Par cette opération, on enterre en même temps le fumier et les engrais. Ensuite, on laisse la terre exposée pendant toute l'hiver à l'action bienfaisante des agents atmosphériques.

A la bonne saison, on peut encore donner un labour ordinaire, ou achever l'ameublissement à l'extirpateur et à la herse.

2° En même temps que le labour profond, on donne un bon fumier décomposé : 20.000 à 25.000 kilogrammes à l'hectare. Il ne doit être ni pailleux, ni trop frais, pour éviter toute action nuisible sur la qualité de la racine, qu'on veut longue et d'une belle venue, et qui, au contact d'une couche plus ou moins pailleuse, serait exposée à donner des racines fourchues au détriment de la racine principale.

Or, les racines bifurquées constituent un produit déprécié. Il ne faut pas forcer la quantité de fumier, car il donne un trop grand développement feuillu, et une racine trop aqueuse, moins amère. Trop de matières organiques non décomposées doivent d'ailleurs produire des maladies, dont aucune cependant n'a de grande influence sur la plante.

Au printemps, il ne faut pas relabourer, mais préparer la terre en vue du semis, pour l'avoir bien meuble et homogène ; on ajoute en couverture 300 à 400 kilogrammes de nitrate de soude avec 300 kilogrammes de superphosphate minéral et 100 kilogrammes de chlorure de potassium.

(1) D'après Guillot (C.) : *La Chicoré et divers produits de substitution du Café*, Vigot frères, éditeurs, Paris 1911.

Place dans la rotation.

A ce point de vue, la culture de la Chicorée est à la fois nettoyante et améliorante ; de même que la betterave, on doit la faire succéder aux plantes salissantes, de préférence aux céréales, surtout à l'orge et au seigle d'hiver. Elle succède aussi quelquefois aux pommes de terre ou même à d'autres plantes racines.

Elle peut, en somme, être cultivée après n'importe quelle récolte, mais les planteurs s'accordent à dire qu'on ne doit pas la semer après luzerne et encore moins après betteraves.

Par les labours profonds qu'elle exige, les engrais qu'elle nécessite, elle prépare bien les terres à la culture du blé.

Beaucoup de praticiens ont expérimenté que, d'autre part, la récolte laisse dans le sol un produit qui a une influence néfaste sur la culture suivante, si celle-ci est une céréale.

Aussi en Allemagne fait-on suivre la Chicorée par la betterave ou une légumineuse ; en Flandre, ordinairement par le lin, par une avoine dans le cas d'un arrachage tardif, ou encore par la pomme de terre.

Epoque des semailles, semis, entretien. — Nombre de pieds à l'hectare.

I. — L'époque la plus favorable pour l'exécution des semailles est la seconde quinzaine d'avril et surtout la première quinzaine de mai.

D'après Gustave Heuze, on doit semer la Chicorée en mars ou en avril et, au plus tard, au commencement de mai. L'expérience a prouvé qu'il était préférable de semer du 5 au 25 mai.

En opérant plus tôt, la récolte est plus hâtive et les rendements sont plus élevés, mais la proportion des racines qui montent en graine est plus considérable, comme le fait remarquer L. Malpeaux.

En somme, il faut s'évertuer de choisir le moment le plus favorable, car le sort de la récolte en dépend. Si on sème trop tard — à moins qu'il n'y ait pas de temps sec à craindre — la sécheresse peut entraver le premier développement de la plante, diminuer sa force de résistance aux maladies et ennemis qui apparaissent à ce moment et surtout retarder la récolte d'un temps d'autant plus précieux que les gelées hâtives de l'automne et même les pluies sont plus à craindre et peuvent rendre l'arrachage plus difficile ; de plus, le rendement dans ce cas est toujours inférieur.

Pour les premiers semis, il est bon d'employer de la graine

récoltée en Belgique ; l'expérience a démontré qu'elle était moins sujette à la monte que les graines allemandes.

Toutefois, il est prouvé aujourd'hui que ce sont les changements brusques de température qui font monter la Chicorée.

Les gelées de printemps, venant suspendre la végétation des jeunes plantes, en sont ordinairement la cause.

II.— On sème généralement en lignes, rarement à la volée. Le semeur a soin d'enterrer la graine à un ou deux centimètres tout au plus. On emploie de préférence un semoir spécial, mais à défaut de celui-ci, un des systèmes de semoirs ordinaires, plus ou moins adaptés à tous les genres de semis. Un des plus répandus est le petit semoir avec distributeur à cuillères. C'est un semoir en lignes.

Les graines sont déposées dans des compartiments, dont elles s'écoulent par une petite ouverture à la partie inférieure, pour être reprises par de très petites cuillères, versées dans des tubes à entonnoir et tombent enfin dans les sillons tracés par des socs. Des chaînes recouvrent la graine. On voit que ce semoir est un des plus simples. Les semoirs perfectionnés, avec la complication de construction que nécessite le perfectionnement des appareils de réglage, de débit de profondeur, etc., ne s'introduisent que fort lentement dans la moyenne et la petite culture : le travail de la terre y étant d'ailleurs plus soigné, la profondeur convenable est généralement obtenue nonobstant la fixité des tubes distributeurs.

Un autre appareil enfouisseur assure davantage une distribution à une profondeur uniforme. Il se compose d'un pied égalisant la terre, suivi d'une espèce de contre creux, dans lequel se termine le tube distributeur, et qui trace les sillons. Un tout petit versoir recouvre la graine. Comme les terres très fortes ne conviennent pas aux cultures de la Chicorée, il ne faut pas craindre que le sol soit comprimé trop fortement par le pied (1).

III. La distance à laquelle on sème varie d'après les régions. En France, pour rendre les sarclages plus faciles, la Chicorée est semée en lignes espacées de 28 à 30 cm. ; en Flandre, de 18 à 25 cm. ; en Frise, de 30 à 35 cm. ; elle atteint jusqu'à 40 en Allemagne.

La quantité de semences à l'hectare, varie suivant l'espace qu'il y a entre les lignes ; c'est ainsi qu'en Flandre, il en faut 5 à 7 kg., et qu'en France, 5 kg. en moyenne suffisent.

Si l'encemensement a été fait à la volée, il est suivi d'un hersage qui met la graine à une profondeur de un centimètre environ, et

(1) J. Storm.— *Loc. cit.*, p. 12.

d'un roulage pour tasser le sol et préserver les graines contre la sécheresse.

Avec le semoir mécanique, il suffit d'un roulage.

IV. — La graine de Chicorée germant très vite, il n'est pas rare de voir une belle levée huit jours après avoir semé.

Aussitôt que les lignes apparaissent, il est nécessaire de donner un premier sarclage. Ceci a lieu fin mai ou commencement juin, dès que la plante lève la quatrième feuille.

Le sarclage ou nettoyage se fait à la houe, qui sera la houe à la main, à moins qu'on ne se livre à la grande culture. Il existe des houes à la main tenant deux rangs à la fois.

La Chicorée redoute les mauvaises herbes pendant ses premières phases d'existence.

Une quinzaine de jours plus tard, on procède au plaçage ou démariage, en distançant les plantes de 26 à 30 cm. dans les lignes. Pendant cette opération, si on a semé à la volée, on fait des lignes plus ou moins régulières et à une distance convenable.

Dans les cultures soignées de France, Belgique, Allemagne, on passe encore une ou deux fois à la houe, à la fin de juin ou au commencement de juillet. Il est bon de biner aussi longtemps qu'on peut circuler entre les plantes, la propreté du sol ayant une grande influence sur le développement des plantes et de leurs racines.

Vers la fin de juillet, on peut accumuler légèrement la terre autour du collet. Cette pratique, assez répandue en Allemagne, nous paraît être peu connue en Belgique. A ce moment, on doit arracher les plantes montées en graine.

Récolte.

1° *Arrachage.* — La récolte de la Chicorée a lieu, en France, généralement du 25 septembre au 25 novembre ; en Belgique, elle commence fin septembre, pour finir vers le 15 novembre.

Vers la fin août ou au commencement de septembre, quand une grande partie des feuilles commencent à jaunir, on les coupe.

Il est très important de remarquer que l'effeuillage pendant la végétation, en juillet et en août, est fort nuisible ; il est incontestable que cette opération contribue sensiblement à empêcher le développement des racines.

Il faut considérer que 66 à 70 % de la matière sèche, qui est l'objectif de la culture, sont constitués de matières organiques non azotées, qui sont justement élaborées en très grande partie par les feuilles. Par suite, enlever les feuilles avant la maturité, c'est entraver l'augmentation de la matière sèche, c'est diminuer la quantité et la qualité du rendement.

D'autre part, on force les plantes à utiliser les produits de l'élaboration ultérieure à la production de nouvelles feuilles.

Il faut, par suite, se borner à enlever dans le courant de l'été quelques feuilles extérieures, plus ou moins étiolées. Vers la maturité, on enlèvera le feuillage.

On obtient, d'après J. Storme, de 10 à 15.000 kgr. de fourrage vert assez nutritif.

La présence dans ces feuilles de sulfates et phosphates de soude, de magnésie et de potasse, permet d'expliquer leurs propriétés laxatives. Et bien que ce fourrage soit considéré comme excellent et excitant la production laitière, il est certain qu'il a une influence nuisible sur la saveur du lait et du beurre, et qu'il ne peut jamais être donné sinon en mélange avec un autre fourrage, car ses propriétés laxatives peuvent le rendre dangereux aux animaux.

Avant de procéder à l'arrachage, dit Gustave Heuzé, on coupe de nouveau toutes les feuilles et tout le collet des racines pour les rapporter à la ferme et les donner au bétail.

2° On arrache à la main où à la charrue.

Pour l'arrachage à la main, qui se fait surtout dans les terrains légers, on utilise des louchets, des tridents à dents plates, des bêches spéciales à lames très étroites (longueur du fer 40 cm., largeur, 8 cm.).

Dans les exploitations moyennes de la région du Nord, dit M. Delobel, il se fait par un groupe d'ouvriers que l'on appelle « La Bande », souvent ce sont des femmes au nombre d'une quinzaine qui travaillent aux pièces sous les ordres du chef ou « Bandier » qui, lui, fait l'entreprise à forfait.

Dans le second cas, qui s'impose dans les terres un peu fortes, où les racines cassent facilement, ainsi que dans la grande culture, on utilise une charrue spéciale.

Les racines atteignent généralement 0 m. 40 à 0 m. 50 de profondeur, mais elles vont jusqu'à 0 m. 70 dans les sols les plus profonds de Magdebourg.

Au fur et à mesure de l'arrachage par lignes, on réunit les racines en tas après les avoir nettoyées sur place, grossièrement et rapidement, en se bornant à enlever la terre qui adhère aux racines. Si les feuilles et le collet n'ont pas été enlevés avant de procéder à l'arrachage, on fait alors cette opération à l'aide de la petite bêche qui a servi à les arracher.

TABLE DES MATIÈRES

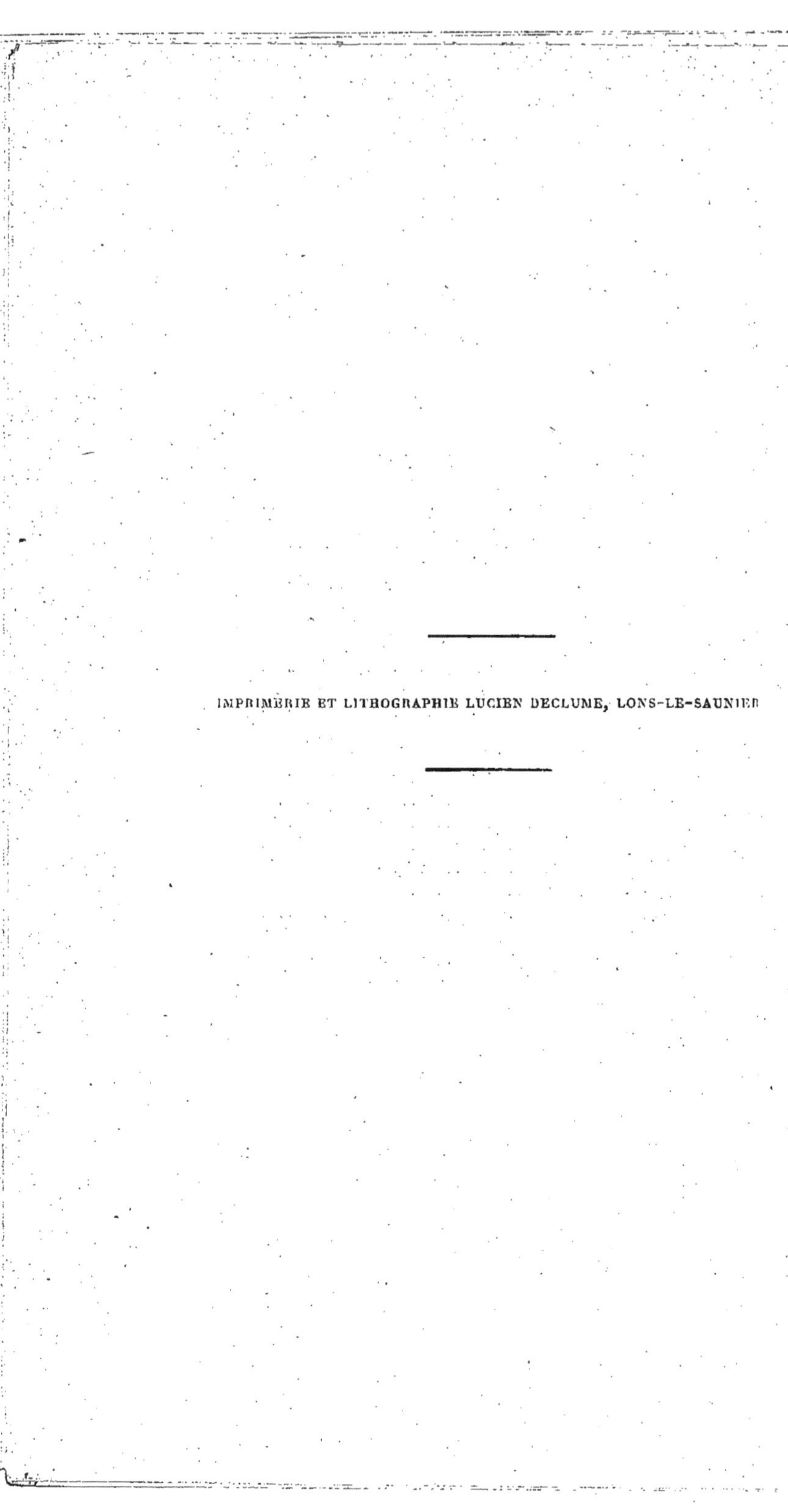

IMPRIMERIE ET LITHOGRAPHIE LUCIEN DECLUME, LONS-LE-SAUNIER

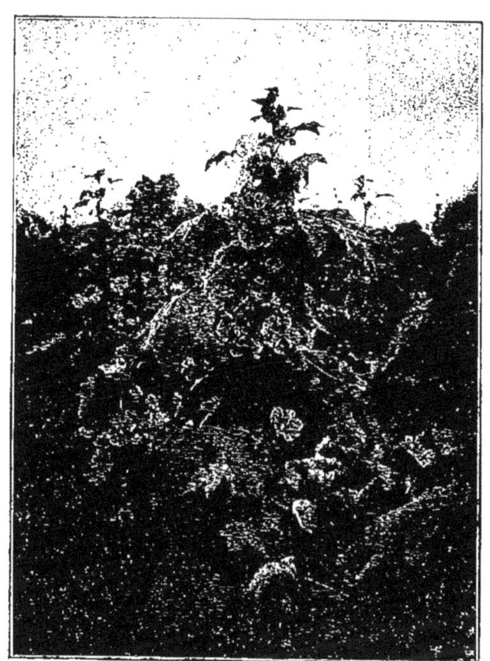

La Mauve du Nord

(*Malva sylvestris* var. *glabra*).

Culture de la Mauve, à Quarouble (Nord).

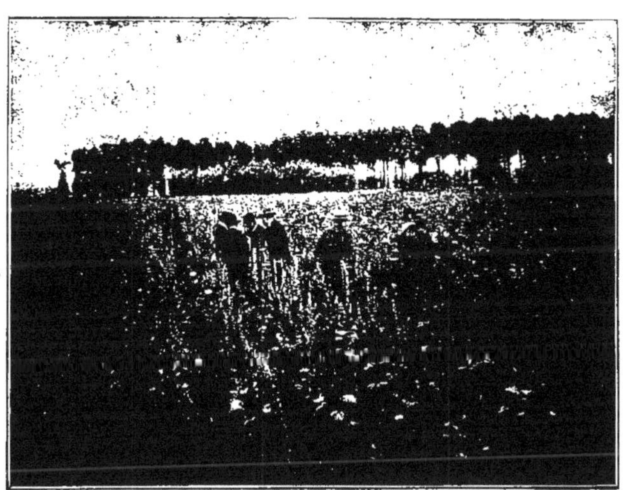

Culture du Bouillon blanc, région de Valenciennes.

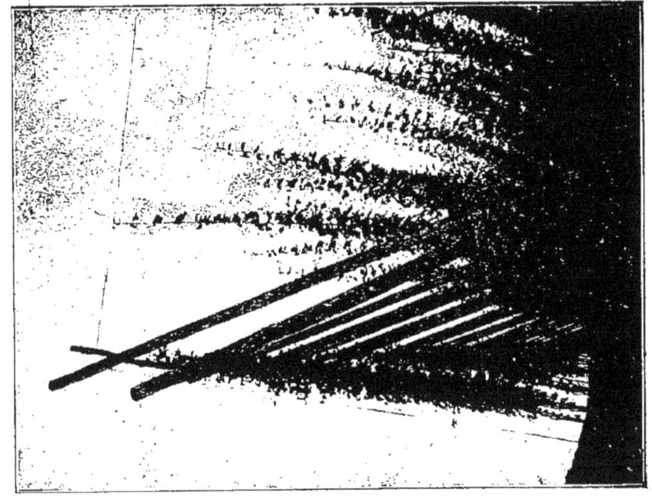

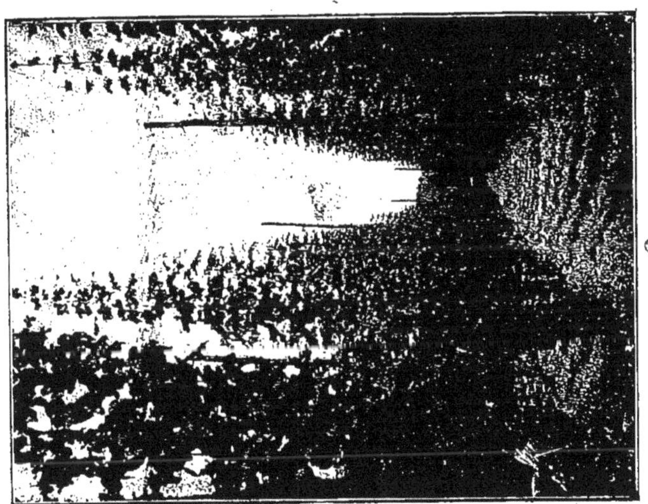

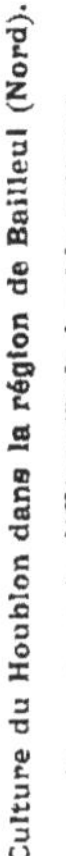

Culture du Houblon dans la région de Bailleul (Nord).

(Deux aspects différents de houblonnières).

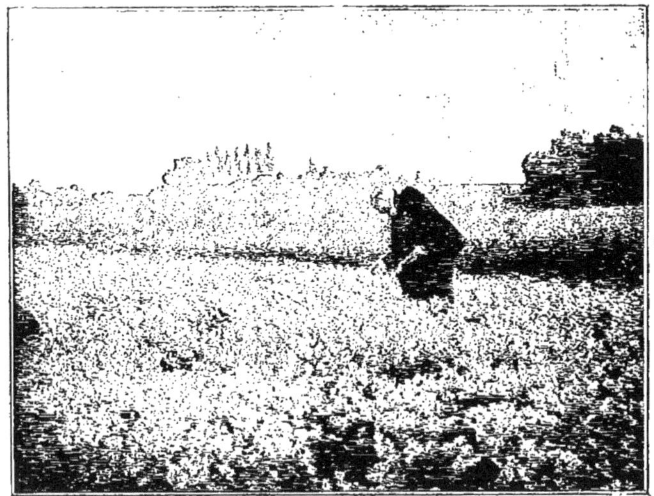

Champ de Bourrache, à Ghoy (Belgique)

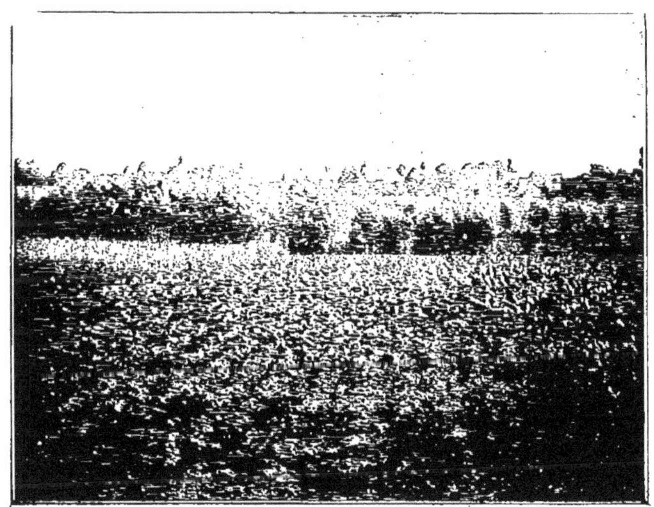

Culture de l'Aunée, à Lessines (Belgique)

www.ingramcontent.com/pod-product-compliance
Ingram Content Group UK Ltd.
Pitfield, Milton Keynes, MK11 3LW, UK
UKHW020947180726
13838UKWH00003B/1171

9 782329 180076